運動科學綜合研究所所長
高岡英夫——著

打造髖關節全角動力

讓髖關節在三度空間中靈活運轉，提升運動表現力！

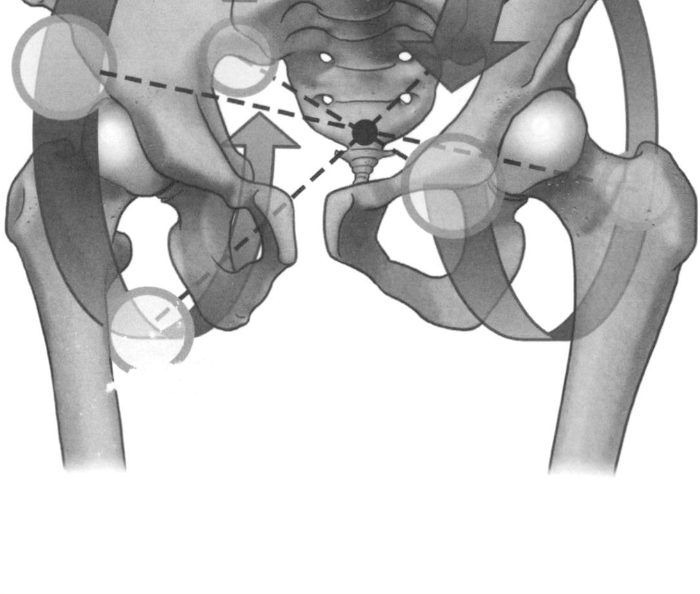

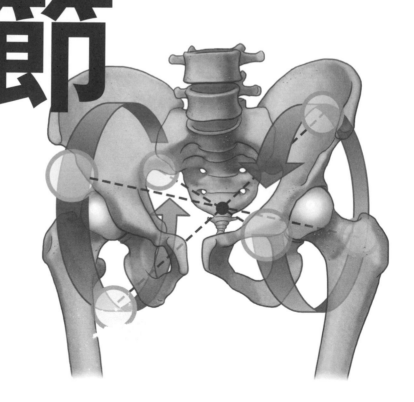

■全身肌肉圖（正面）

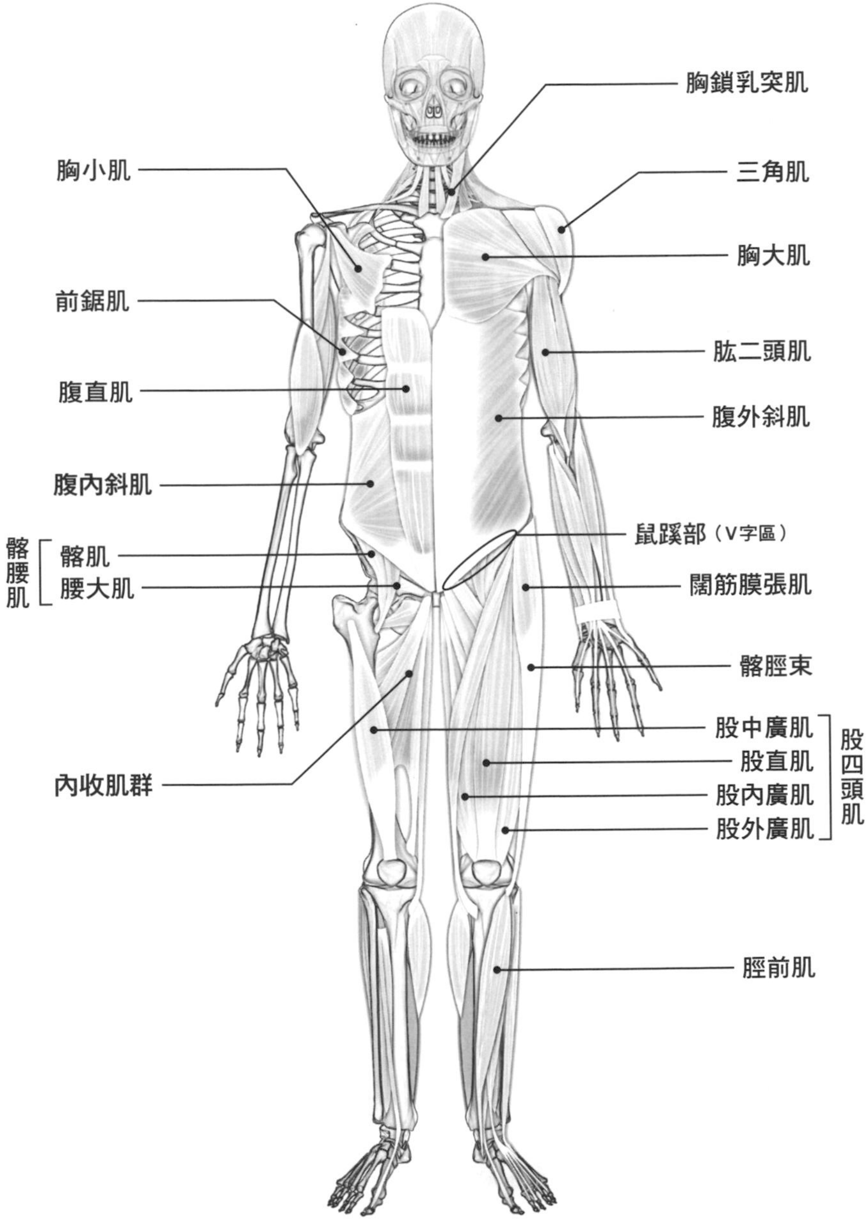

胸鎖乳突肌
胸小肌
三角肌
胸大肌
前鋸肌
肱二頭肌
腹直肌
腹外斜肌
腹內斜肌
鼠蹊部（V字區）
髂腰肌
髂肌
腰大肌
闊筋膜張肌
髂脛束
股中廣肌
股直肌
股內廣肌
股外廣肌
股四頭肌
內收肌群
脛前肌

■全身肌肉圖（背面）

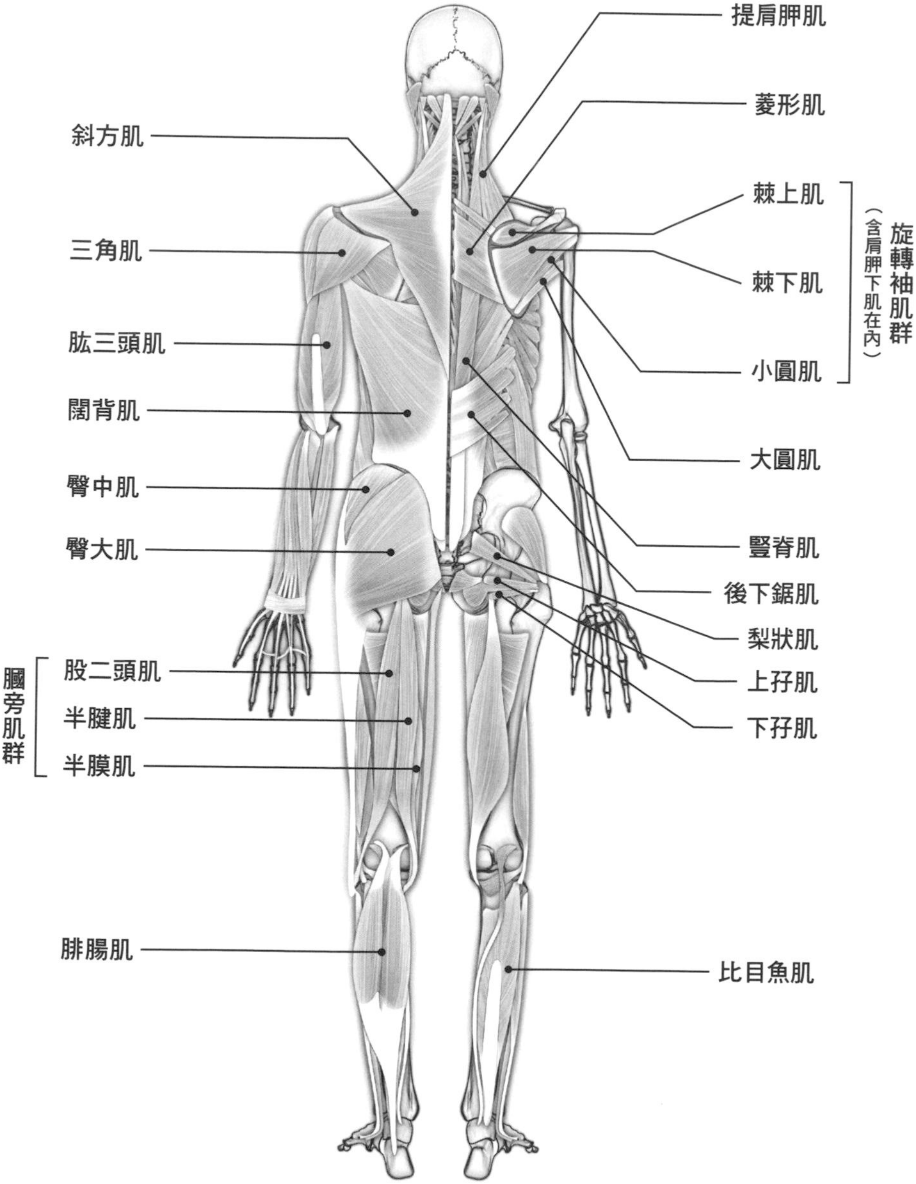
提肩胛肌
菱形肌
斜方肌
棘上肌
三角肌
棘下肌
旋轉袖肌群
（含肩胛下肌在內）
肱三頭肌
小圓肌
闊背肌
大圓肌
臀中肌
豎脊肌
臀大肌
後下鋸肌
梨狀肌
上孖肌
膕旁肌群
股二頭肌
半腱肌
下孖肌
半膜肌
腓腸肌
比目魚肌

■全身骨骼圖（正面）

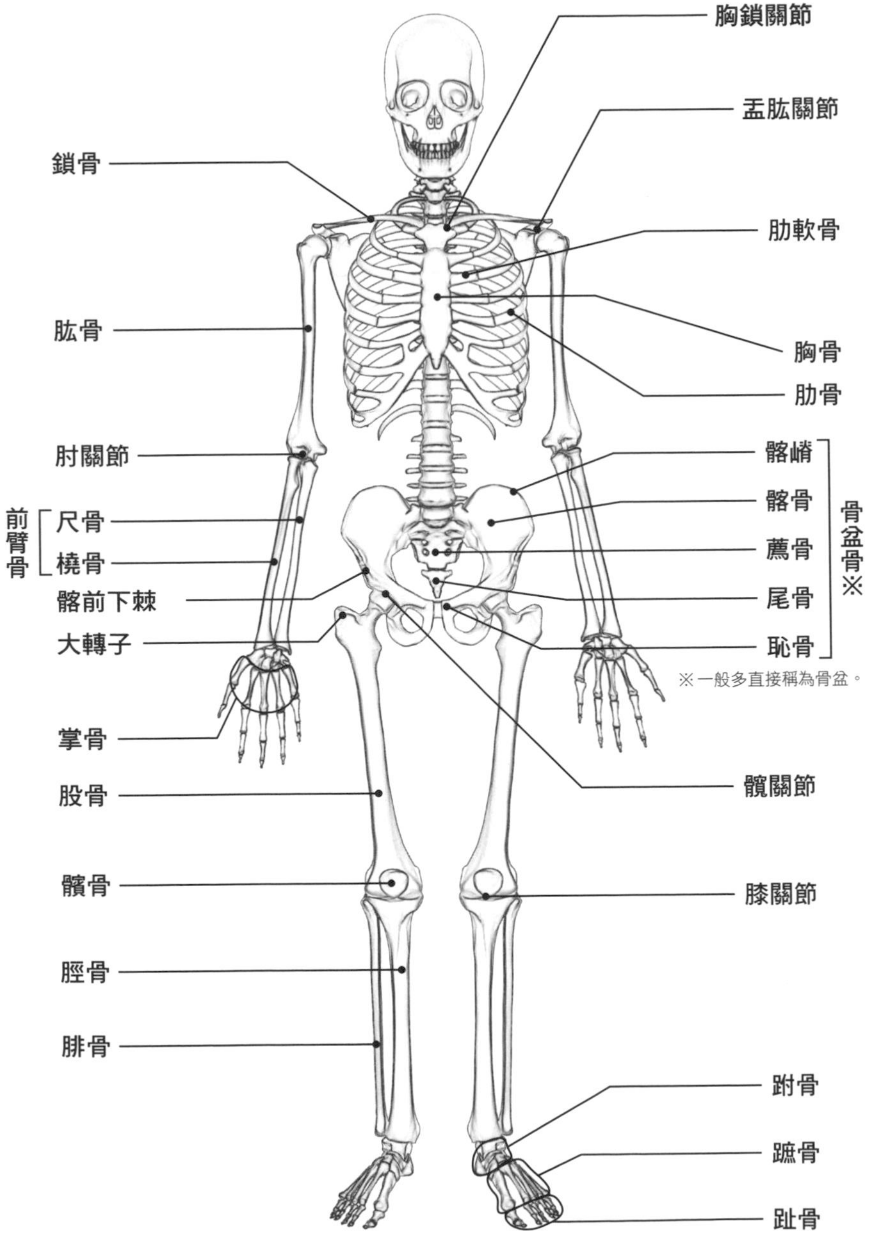
胸鎖關節
盂肱關節
鎖骨
肋軟骨
肱骨
胸骨
肋骨
肘關節
髂嵴
前臂骨
尺骨
橈骨
髂骨
薦骨
尾骨
恥骨
骨盆骨※
髂前下棘
大轉子
※一般多直接稱為骨盆。
掌骨
股骨
髖關節
髕骨
膝關節
脛骨
腓骨
跗骨
蹠骨
趾骨

■全身骨骼圖（背面）

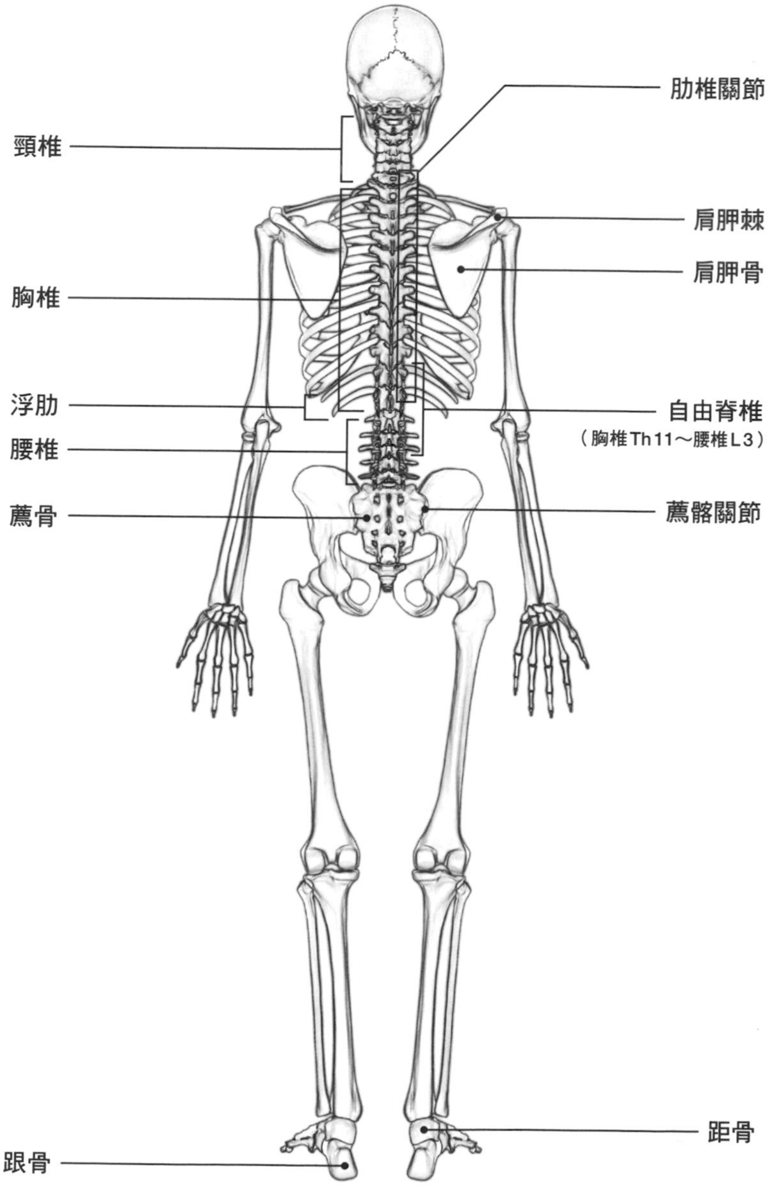
肋椎關節
頸椎
肩胛棘
肩胛骨
胸椎
浮肋
自由脊椎
（胸椎Th11～腰椎L3）
腰椎
薦骨
薦髂關節
距骨
跟骨

目錄

第2章 名為「內轉子」的最強將軍——放鬆臀中肌！

第3章 最強大帝靈活運轉——上下動／前後動／左右動／旋轉動

第4章

「轉骼連動」打造最強帝國
——靈活的轉子讓骼骨成為最強軍事力量

序章

為什麼靈活的髖關節能夠讓運動表現力大幅提升？

關鍵在於「髖關節」

曾經「沉重」邁步奔跑的日本J聯盟球員

髖關節為什麼重要到能讓各種體育運動的表現力得到革命性的提升？現在讓我們透過身邊熟悉的運動員表現為大家進行解說。

先以足球為例，相信大家近年來對日本Ｊ聯盟選手的印象一定有所改觀。

請試著回想一下二〇〇六年的世界盃足球賽情景、過去的Ｊ聯盟球員，以及日本國家代表隊選手。

印象中他們全是些以體態「臃腫」來形容也不為過，大腿粗壯結實的肌肉男。跑起步來好比大象過境，地面還會微微上下震動。

相較於過去，近年來的年輕Ｊ聯盟球員，特別是雀屏中選為日本國家代表隊的選手，相信大家對他們的印象應該有了一百八十度的大轉變。

不難發現最近的選手不僅大腿肌肉線條俐落許多，跑步時也不再像大象一樣沉重吃力。我想只要是足球迷，應該都能明顯感覺到球員們從笨重如象到身輕如燕的轉變。

截至目前為止，我出版了四本關於足球訓練書和啟發書，在這四本書當中，我針對這種印象上的轉變發表了許多我個人的看法。

大腿前側肌肉發達的現象，稱為「前大腿臃腫」。而大腿後側肌肉發達的現象，則稱為「前大腿筆直」。關於這個部分，我在過去幾本書中分好幾個單元詳細解說過。

在這本書中，我甚至以造成這些現象的最大主因為主要的題材論點。

而這個最大主因就是髖關節。

說到足球，相信大家會直覺想到C．羅納度（Cristiano Ronaldo，簡稱C羅）。他平時就有極佳的運動表現，因此曾經五度榮獲國際足聯金球獎（※國際足總世界足球先生），在C羅狀況最顛峰的那段期間，他的活躍度真的壓倒群雄，遠遠超過一般人類的表現力。

請大家回想一下C羅狀況最佳時的動作表現與情景。

狀況絕佳的C羅不僅站姿筆挺且俐落，也因為重心高，能做出他人模仿不來的敏捷動作。

無論對方的防守陣式由多少人組成，C羅都能輕鬆閃躲，任何時候都能維持身體平衡，不讓姿勢亂套，並在最終做出一記漂亮的射門。

印象中C羅的射門不是「咚！」、「磅！」，而是乾淨俐落的「咻！」、「唰！」，這種難以形容的、敏捷又有力的精準射門。

關於這裡所說的乾淨俐落，大家可以試著想像一下日本刀或我們常見的刮鬍刀，鋒利的刀刃能夠毫不拖泥帶水地斬斷物體或刮除鬍子。

乾淨俐落的動作＝靈活的髖關節

這明明是一本運動訓練相關的專門書，為什麼書中卻不斷提及「印象」、「情景」、「氣氛」呢？或許大家會存有這樣的疑慮，坦白說，這三項元素雖然很主觀，卻具有非常重要的意義。

因為我們無法體現C羅、梅西、伊涅斯塔等世界一流球員的動作，卻能透過前述的「印象」、「情景」、「氣氛」，看到並感受他們的表現。這一點非常重要，適合套用在其他各種運動項目中。

為了表現出乾淨俐落的射門、不拖泥帶水的動作，他們絕對需要改善髖關節的靈活度。

因為這非常重要，就讓我開門見山地從結論開始說起。

在一般運動選手之中，幾乎所有選手都有髖關節卡卡、僵硬不易活動的問題。

但另一方面，像C羅等極為少數的世界頂級選手在他們狀況絕佳時，髖關節就好比一把銳利的刮鬍刀，能夠有俐落又精準的表現。

我將這樣的情況稱為『靈活髖關節』。

本書功用在於使用各種科學觀點分析『靈活髖關節』如何影響運動表現力，讓讀者感嘆：「原來如此！」深刻認同的同時，也能從書中習得讓自己擁有『靈活髖關節』的劃時代訓練方法。

活化髖關節好比攀登一萬公尺高山

本書將毫不吝惜地介紹具體的訓練方法，而且坦白說，讓髖關節變得靈活自如的起步訓練並不如想像中的困難。

用心實踐筆者所介紹的訓練方法，髖關節一定可以變靈活。

尤其第一個「髖關節檢測法」的站立姿勢真的非常簡單，確實執行的話，相信很多人應該都能明顯感覺到變化。接著實踐第二個方法「斜向交叉」，變化會更加明顯，而隨著進展至第三個方法「橫開腳法」中的「單膝屈曲橫開腳法」，髖關節的活化程度會愈來愈清楚可見。

或許有人認為：「既然這麼有效，是不是只要實踐這三個方法，就能擁有和狀況絕佳的C羅一樣靈活的髖關節？」

我要先向這些滿心期待的人說聲抱歉，畢竟世上沒有這麼順心如意的事。

聽到我這麼說，可能又會出現類似：「不是說確實執行這三種訓練方法，就能活化髖關節嗎？」這樣的聲音，但沒有錯，這句話千真萬確，不摻雜一絲虛假。

我保證光靠這三種訓練方法就足以活化我們的髖關節，確實做好做足，我們的髖關節一定會出現截然不同的改變。

但我還是要將醜話講在前頭，只做這三種訓練方法，是無法擁有C羅那種超級靈活髖關節的。畢竟髖關節的活化空間深奧到令人難以置信。

我們試著以山脈的高度來思考。假設一次爬三百公尺，只需要三次左右，便能爬上海拔一千公尺的山脈頂端。

但一座海拔一萬公尺的高山又如何呢（※聖母峰的實際高度也才海拔八千八百四十八公尺）？以一趟三百公尺來計算，就算爬個三趟，山頂仍舊是遙不可及。

而且攀登高山時，氣溫會隨高度增加而下降，加上風雨、冰雪圍繞，環境條件會愈來愈嚴苛。

髖關節也是同樣的道理，請將髖關節的活化過程想像成攀爬一座比聖母峰還要高的一萬公尺高山。在這座名為髖關節的高山上，C羅等世界頂尖的天才運動員已經攀爬至相當程度的高度了。以一萬公尺的高山為例，髖關節最活化的運動員大概攀爬至六千公尺左右的高度。

髖關節需要專業培訓

相較於這些頂尖運動員，日本J聯盟的選手平均只有一千公尺高的程度，換句話說，他們的髖關節活化程度只和日本境內的低矮山脈差不多。

或許各位會認為：「這樣的評論未免太過嚴苛了吧？」但日本J聯盟選手或其他職業選手並非是因為從事體育運動後，活化了髖關節才擁有超越一般普通人的關節可動範圍；而是以一般可動範圍的髖關節水準，加上全心全意致力於運動、學習技巧與戰術知識並提升體力，方能達到完美的運動表現。

這些人並沒有接受專業的髖關節訓練，髖關節的靈活度只和比較優秀的普通人差不多，所以我才說以海拔高度來比喻的話，他們的髖關節活化程度只達日本境內低矮山脈的高度。

另一方面，一般普通人，也就是普通大眾，髖關節活化程度通常只達海拔零公尺。平時不常活用髖關節的人，他們的髖關節活化程度甚至低於荷蘭的填海造地或東京的低地，只有海平面以下的程度。而更加不使用髖關節的人，則相當於海拔負一百、負兩百公尺的程度。

因不幸的意外導致髖關節受損的人，髖關節活化程度可能只剩下海拔負三千、負五千公尺的程度。也就是說，髖關節疼痛而無法行走的人、因疼痛而必須勤跑醫院接受治療的人，他們的髖關節活化程度都停留在海平面以下的世界。

本書讀者的髖關節活化程度應介於海拔零公尺至五百公尺間，從事各項體育運動不成問題。

如果某人的髖關節活化程度達兩百至三百公尺，這個人可以算是團隊或群體中運動神經較發達的一群，是人人稱讚「動作收放自如」的目光焦點。

再進一步活化至海拔三百至五百公尺的話，將可能成為各都道府縣體育界最搶眼的運動選手。介紹到這裡，我想大家應該很好奇日本足球、棒球國家代表隊選手的髖關節活化程度吧？大致上，他們介於海拔一千到三千公尺之間。

在「前大腿臃腫」的時代，多數日本國家代表隊選手的髖關節活化程度約只有海拔一千公尺。

我先前曾說過，只要確切實踐書中教授的三個訓練方法，髖關節靈活度必能逐漸產生變化，然而這個「逐漸」究竟會有什麼樣的具體改變呢？

努力且正確實踐第一種訓練方法，髖關節活化程度能夠進步至海拔一百公尺的高度。實踐得精準些，能再進步至海拔兩百公尺；而再進一步，則可以攀升至海拔三百公尺的高度。第二種和第三種訓練方法也是同樣的概念。

然而坦白說，儘管確實且認真地實踐這些訓練方法，有助於增加顯而易見的髖關節靈活度和俐落感，仍舊無法讓原本位於海拔零公尺的人頓時躍升至六千公尺高。原本是海拔零公尺程度的人無一例外，全都會從海拔零公尺開始逐漸進步至一百、兩百、三百公尺……。基於這個原理，本書將依序為大家介紹最適切的訓練方法，請大家輕鬆跟著做吧。

為什麼髖關節能夠如此深入活化

——髖關節的深度與重要性

將「有趣」的感覺進一步「活化」

接下來將為大家說明為什麼髖關節重要到足以引起運動表現大革命，以及為什麼髖關節如此深奧，也就是髖關節為什麼擁有這麼大的活化空間。

「認真實踐前述的三種優質訓練方法，雖然無法百分之百活化，應該也會有八成左右的功效吧？」是否有人也這麼認為？

對於這樣的疑問，應該從科學的角度來回答。

換句話說，我希望能儘早讓各位讀者明白：「原來髖關節是這麼一回事，真是有趣極了！」畢竟「理解」和「有趣」才能提高大家對訓練的興致。

截至目前為止，我指導過許多運動選手和一般運動員，基於長年來的經驗，我深刻體驗讓他們從科學角度來了解髖關節的重要性，這絕對能夠提高他們對訓練的熱忱達五倍，甚至十倍之多。

但對於訓練和運動不能只有熱忱，還必須要有一顆冷靜的腦袋。總是以正確的態度看待事物，並隨時退一步，站在客觀的立場觀察自己。

因此，不能只熱衷於熱忱，還必須擁有正確觀察事物的能力，而這個觀察事物的方法就是所謂的科學觀點。唯有具備這一點，才能真正做到良好的效能訓練。

誠心希望大家能以「這是非常重要的事」的態度，來閱讀接下來將為大家介紹的科學觀點。標題就是「為什麼髖關節能夠如此深入活化」。

髖關節的六大重要性①——在所有關節中最大且最強

首先，髖關節是人體所有關節中最重要的關節。特別在運動方面，髖關節更是占有一席無可替代的重要地位。

髖關節的重要性少說也有六個，我稱之為髖關節的「六大重要性」。第一個重要性，髖關節是人體關節中最大且最強的。運動員只要聽到最大且最強的關節，馬上就會想到髖關節。

體育運動最大的目標是充分活用身體，發揮最大威力以成為該領域最強的頂尖好手。在這樣的情況下，他們自然會將注意力擺在關節，尤其是最大且最強的髖關節。身為運動員的讀者，應該都不難理解我所說的這段話。

這個道理同樣也能套用在一般人身上。髖關節嚴重受損時，會因為無法行走而需要輪椅代步。

像現代有輪椅這麼方便的設備倒也還好，但請大家想像一下沒有輪椅的時代。一旦髖關節嚴重受損，極可能會立即發生攸關生死的不便與身體不適。光從這一點就可以知道髖關節對身體有多麼重要。

另一方面，讓我們從稍微專業和科學角度來思考，我們生活在地球這個具有重力的地方，只要是存在於地球上的所有物體，都會持續受到強烈的引力、萬有引力，也就是重力的作用而被吸往地球質量的中心（＝重心）。

因此，包含體育活動在內的所有運動，最可能會受到什麼力量的影響呢？毫無疑問的，就是重力（所有肌肉的力量總和）。

換句話說，運動就是「享受與重力競賽的樂趣」。

以站立運動來說，你必須先靠自己的雙腳穩穩站立。而一個體重七十公斤的人必須對抗七十公斤的重力，發揮肌肉力量加以對抗，方能穩固站立。但人類的站立並非單靠肌力，還必須由大腦確實主導骨骼與關節的運作，再進一步驅動肌肉按照指令動作。

若未能滿足這些條件，人類會因為失衡而跌倒。

不過，一般健全者不會認為站立是一件很困難的事。事實上也是如此沒錯。

單純站立很容易，但遇到遭人擒抱、必須衝過四人組後衛陣式的情況，站立會因外加要素變多而變複雜。這時大腦必須即時彙整訊息，驅動強大力量作用於肌肉，並且控制股骨的移動方向和角度。

體育運動中的「站立」就是這麼一回事。

所有動作必須在持續與重力對抗的狀態下完成。畢竟重力朝向地球中心，持續不斷作用於地球上的所有物體。

假設不計算重力並列入要因，會發生什麼樣的情況呢？

可能因為絆到腳尖而跌倒，或者稍微擦撞到對方而被掀翻。另外，也因為重力作用，人類很容易因為稍微失衡而跌倒。

再以踢足球為例，當對手用腳搶球時，在重力作用下可能會有扭傷或是重要部位遭撞傷的風險。

●萬有引力作用於地球上所有物體

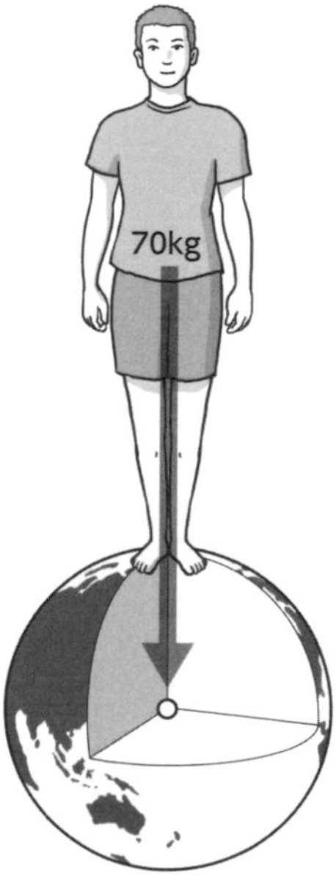

同樣的道理，像是射門失敗、傳球失誤、對手占據好位置導致射門或傳球路線遭阻撓，這些都是因為沒有順利控制好重力所致。

相反地，漂亮的頂球或足背踢球則可以說是完美控制重力所獲得的成果。

那麼，抵抗並加以控制重力的時候，哪一個關節最重要呢？

髖關節，位於軀幹底部，支撐雙腳以外的整個身體

由上觀察人體時，最上方是頭，緊接是頸部，然後是軀幹。近年來流行軀幹訓練，而軀幹是個整體的大區塊，軀幹下方從某個部位開始一分為二，也就是說軀幹下方有腳，從髖關節處分成二隻腳。

站立於地球表面時，就是由這二隻腳支撐身體。換句話說，支撐軀幹的是雙腳，雙腳從軀幹下方支撐以使軀幹能順利運作，而支撐的同時，雙腳本身也能自由移動與活動。總而言之，我們能依據狀況使用雙腳從各種角度支撐身體重量並從事各項活動。

而整個運作核心，其實就是髖關節。

髖關節位於軀幹最下方，請大家從人體骨骼圖中確認位置。

軀幹最下方是臀部，臀部裡有關節，這個關節就是髖關節；因此換言之，髖關節位在軀幹的最

底端。

大家從骨骼圖中應該能理解從軀幹至手臂、頭部，全都由髖關節負責支撐。

還記得小時候玩過將掃帚或棍棒立於手掌上，盡力保持平衡而不歪倒的遊戲嗎？這個保持平衡的遊戲是仰賴棍棒與手掌間的接觸部位來支撐棍棒，而為了取得棍棒平衡，手掌必須不斷前後左右傾斜並移動。只要維持棍棒平衡，棍棒便能長時間屹立在手掌上。這個遊戲中的手掌與棍棒的接觸點，就好比是我們的髖關節。

髖關節位於軀幹底端，如同遊戲中的手掌，藉由不斷動來動去來維持平衡，而且動得恰當且有效率，人體才能活動自如。

想讓棍棒向左傾斜，只要稍微將手向右移

●髖關節位置

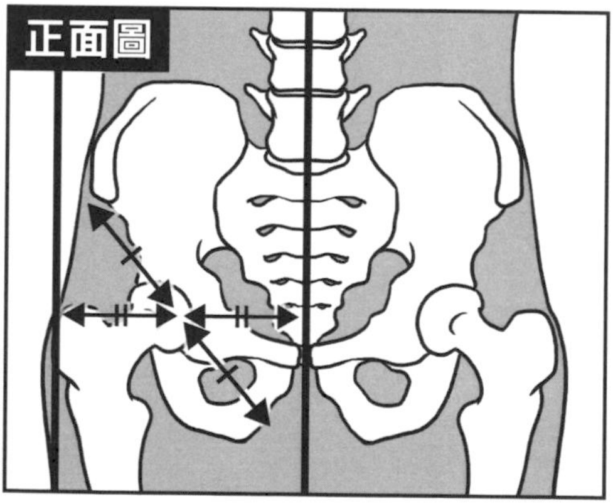

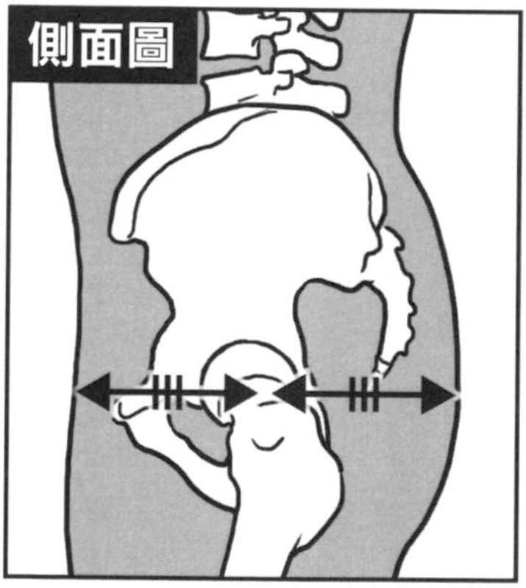

動；而棍棒開始傾斜，卻又不想讓棍棒完全傾倒時，只要趕快將手移動至超越棍棒重心的地方，棍棒便會回到反側。透過手掌與棍棒底端的接觸，讓棍棒自由自在地移動。

但假設接觸點不在棍棒底端，而是棍棒中間，又會怎麼樣呢？不僅棍棒無法自由移動，遊戲本身也會變得無趣。

人類的身體亦是如此，髖關節上方的頭部和軀幹整個區塊的重心位於相當高的位置，遠高於軀幹的正中心部位。

因此人體若不穩定，就好比遊戲中的棍棒會搖晃個不停。但也因為像棍棒一樣處於搖晃狀態，身體才得以輕易地往任何方向擺動。透過最小的力量，讓動作的節奏、律動、速度和方向能更加自由。

為了讓軀幹獲得更大的活動度，也為了讓軀幹自由活動，髖關節位於軀幹的最底端。

而且髖關節不只一個，共有兩個。比起單手操縱一根棍棒，雙手分別從下方操控一塊縱向矩形板子更是困難了好幾倍，但也因此能夠做出更複雜且更有力的動作。

相信大家基於科學的角度，已經充分了解髖關節是個既能支撐軀幹至頭部、手臂等全身重量，又能自由控制全身活動的關節。

另一方面，以一個體重七十公斤的人為例，即便只是安靜走著，髖關節也必須承受五十公斤以上的負荷。若再加上劇烈的動作，髖關節瞬間承受將近一公噸的重量並不罕見。

正因為髖關節如此強韌，才會將「人體所有關節中最大且最強」列為髖關節的六大重要性之首。

髖關節的六大重要性②——可往任意方向活動的三維關節

「咦！還有其他五個重要性？」或許有人感到震驚，但重要性有增無減，還請大家跟著我們一起看下去。

第二個重要性，髖關節是人體中非常罕見的關節。罕見之處除了又大又強外，更因為其特殊的性質。

事實上，髖關節在所有能往任意方向活動的三維關節中是完成度最高的關節。

與膝關節相互比較就能清楚知道關節特徵。膝關節能朝前後方向彎曲，但無法向左右側彎曲。前途似錦的職業棒球選手一旦在比賽中發生意外，不幸讓原本無法左右彎曲的膝關節彎向側邊，會造成選手再也無法像以前一樣活躍於球場上。事實上這樣的新聞大家應該時有耳聞。

包含膝關節在內的所有關節中，只有肩關節和髖關節同屬三維關節。

唯二的三維關節——肩關節雖然也能往任意方向轉動，但強度不如髖關節。

髖關節周圍的韌帶遠比肩關節周圍的韌帶來得強韌，不僅如此，附著於髖關節的韌帶更是人體韌帶中等級最強的。

關於肩關節，就如筆者另一本關於「肩胛骨」的著作《肩甲骨が立てば、パフォーマンスは上がる！》（暫譯：《肩胛骨立得好，表現力自然提升！》，以下簡稱《肩胛骨》）中所述，肩胛骨的構造相對脆弱，需要旋轉肌袖（由肩胛下肌、棘下肌、棘上肌、小圓肌四個肌群組成）的運作加以補強。

這同時也是人體七大奧妙之一，雖然肩關節部位的韌帶相對脆弱，但緊鄰韌帶的部分卻配置了名為旋轉肌袖的四大肌群，代替無法自行鬆弛、收縮的韌帶，發揮最強的輔助功能。也就是說，肩關節需要特殊的便利性，讓韌帶本身發揮一定力量的同時也能收縮與伸展。

基於這樣的構造，肩關節非常靈活，在棒球、游泳、足球的擲邊線球運動中都少不了肩關節登場的機會。

該著作中也提到，進行這些動作之際，肩胛骨也會影響下半身的運作。事實上，不會直接使用雙手的足球選手，他們在跑步、踢球時也都會充分活用肩胛骨。

肩胛骨非常精細，是個擁有多種用途的構造。

相對於此，髖關節周圍有人體最強韌的韌帶附著，而且由能夠在三度空間中任意轉動的構造所組成。

有些關節如肘關節和膝關節，能在二維空間中活動；有些關節如肩關節和髖關節，能在三維空間中活動，大家覺得哪一種關節必須更加堅固牢靠呢？

沒錯，就是三維關節。

請試著回想一下吃帶骨雞腿肉和雞翅的情景。

必須從肉塊的關節處折斷時，大家會怎麼做呢？

我想多數人會從關節部位先彎曲後「扭轉」吧。人類本身也有關節，應該會直覺知道折斷哪個部位的關節最有效率。無論是帶骨雞腿肉的關節，還是雞翅關節，只在平面上加以彎曲的話，無法快速又順利地折斷關節。但如果先在平面上彎曲（二維空間中的動作），再加上「扭轉」，瞬間變成三維空間中的動作。一旦涉及三維空間的動作，再頑強的關節也會立即斷裂。

髖關節是個能在三維空間中靈活運作的關節，而且具有支撐大部分身體重量的功用，有時單腳站立的情況下，甚至還支撐近乎全身重量，此外還能進行扭轉運動。如先前所述，髖關節能在瞬間承受將近一公噸的重量，若關節本身不夠強大且堅固，又沒有強勁韌帶的話，關節根本承受不了。

講解到這裡，大家已經了解到髖關節的厲害了嗎？

現在讓我們重新思考一下。所謂運動，即支撐身體重量，以驚人的速度與力量自由自在地動作，動得愈敏捷華麗，愈會受到眾人讚揚，而這個支撐身體重量以進行所有動作的關節就是髖關節，因此髖關節真的非常重要。

髖關節的六大重要性③——在軀幹內進行所有運動

接下來的第三個髖關節重要性有點難以理解，但大家無須太緊張，我會依序解說，請放心。

第三個重要性之所以不容易說明，是因為髖關節位於軀幹內。

肩關節雖然同為三維關節，但肩關節突出於軀幹外，從身體表面就輕易觸摸得到。現在請大家用手確認一下肋骨位置。若說肋骨＝軀幹（的上半部），我想大家應該就能理解肩關節明顯突出於軀幹外。

也就是說，肩關節是「軀幹外肢」，性質屬於「軀幹外肢體」。

至於髖關節又如何呢？

如先前所述「髖關節位於軀幹底端」，但是否有人想過：「髖關節也位於軀幹外側的話，又會怎麼樣呢？」

請大家用手確認一下髖關節的位置。

怎麼樣？摸到髖關節了嗎？我想應該沒那麼容易吧。先別說摸得到摸不到，可能有不少人存有「髖關節究竟位在哪裡」的疑惑吧。

先讓我們確實了解一下髖關節的正確位置（請參照P22圖）。

髖關節位於鼠蹊部，亦即V字區中間點的深處，大約位在身體厚度的一半位置。所以即便試圖用手觸摸，也不容易摸得到。

從位置上來說，髖關節位於軀幹底端，但實際上卻藏於身體相當深的內側，而突出於腰間兩側的部分，嚴格說來並非髖關節，而是「大轉子」。常有人將「大轉子」誤認為腰椎（骼骨），雖然從身體表面摸得到「大轉子」，卻仍舊摸不到位於更深處的髖關節。以成人為例，髖關節的位置比大轉子還要再向內側十公分左右。

髖關節約占腰部寬度的四分之一。若成人腰寬四十公分，從腰兩側各往內推十公分，就是左右髖關節的位置。

因此，左右髖關節之間的距離大約是腰寬的二分之一。縱向切割身體分為右半身和左半身時，左右髖關節正好位於右半身和左半身的中央位置。這和之後要說明的內容有密切關係，請大家先牢記在心。

稍後再詳細解說，這與身體軸心有密不可分的關係。

身體軸心中，最重要的是貫穿脊椎骨的中央軸。而身體分為左半身與右半身，左右半身各有各的重心，身體重心的正下方即髖關節。

請再次回想一下先前提過的掌中棍棒平衡遊戲。髖關節就是右半身和左半身各自於遊戲中負責維持平衡的關節。

另外，這是一般人較不清楚的身體內部構造，其實脊椎骨與肋骨之間有肋椎關節，骨盆與薦骨之間有薦骼關節，只要擁有理想又健全的身體，以脊椎骨為中心的右半身和左半身是可以各自靈活運作的。

即便外觀上是單一個軀幹，功能上還是可以區分為右半身、脊椎骨、左半身，而髖關節也能各自在左右半身發揮維持棍棒平衡的功用。這一點非常重要，請大家牢記在心。

現在讓我們言歸正傳。

含髖關節在內的肩關節、肘關節、膝關節等主要關節，由棒狀的骨骼和骨骼相接而形成，骨骼以關節為軸心進行圓周運動。這樣的圓周運動稱為曲柄運動。

髖關節和肩關節同樣是曲柄運動的軸心，也就是說，髖關節和肩關節是手腳＝四肢運動的曲柄運動的軸心關節。

然而髖關節深埋於軀幹內，用手觸摸不到，這樣的軀幹又該如何進行運動呢？軀幹本身沒有能夠進行曲柄運動的關節，而支撐軀幹本身運動的只有脊椎骨，因此軀幹能進行的運動僅限於以脊椎骨為中心軸的波浪運動、偏移運動、扭轉運動和彎曲運動。

所謂波浪運動，是指魚類或爬蟲類最擅長的身體如波浪般上下或左右運動；而偏移運動和扭轉運動同樣是魚類最擅長的運動。人類的軀幹部位擁有能夠進行這些運動的構造，代表人類是從魚類進化而來的。

髖關節屬於軀幹中的關節，具有類似波浪運動、偏移運動、扭轉運動、彎曲運動的性質，能夠參與相關運動，這一點是位於軀幹外的肩關節所有沒有的。

因此髖關節的性質屬於「軀幹內肢體」，有別於肩關節。簡單說，就是雙腳（肢體）嵌入軀幹內側的性質。

髖關節參與曲柄運動的同時，也參與軀幹的代表性運動——波浪運動、偏移運動、扭轉運動、彎曲運動，具有非常強烈的協同性質。

這個「軀幹內肢體」就是髖關節的第三個重要性。

髖關節的六大重要性④——梅西也善用「體重負荷」和「移動性」

第四個重要性是運動方式。髖關節是人體運動中非常重要的關節，如先前所述，髖關節身負

●曲柄運動和波浪、彎曲、偏移、扭轉運動

曲柄運動

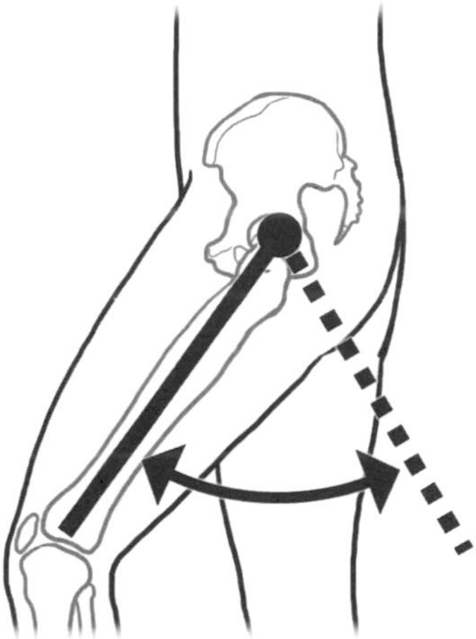

股骨等棒狀骨骼以髖關節等關節為軸心進行類似畫圓的運動。

波浪運動

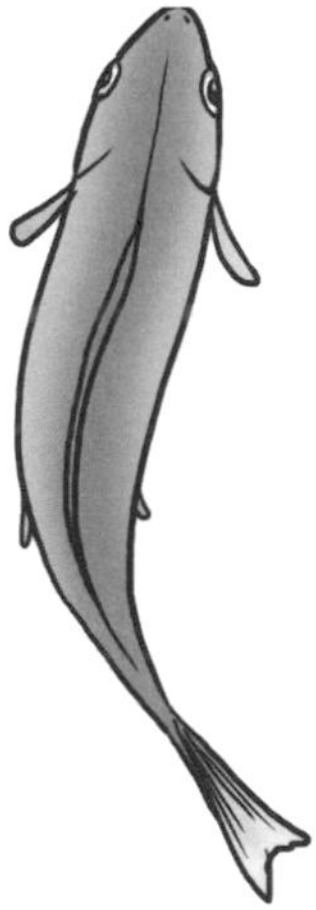

魚類和爬蟲類最擅長的運動，脊椎骨如波浪般左右擺動。

彎曲運動、偏移運動

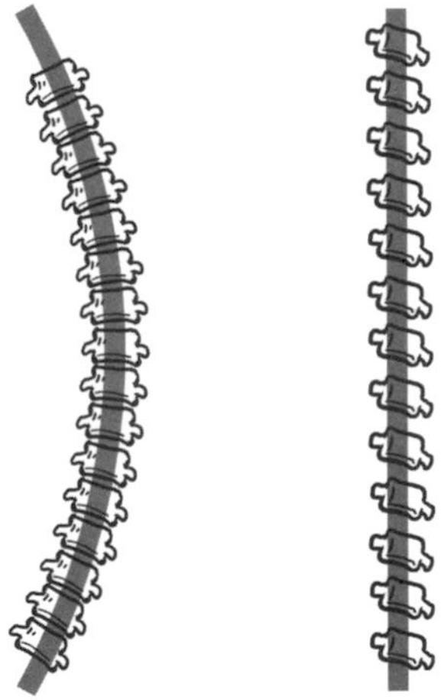

右側為脊椎骨進行偏移運動時的想像圖。每一個脊椎骨稍微傾斜且彼此偏移。左側為一般的彎曲運動。

扭轉運動

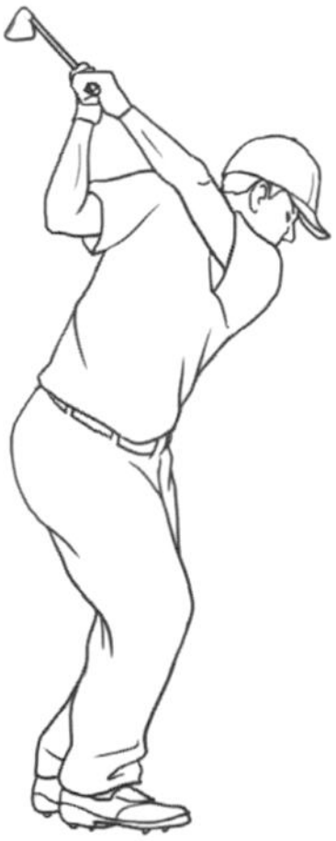

軀幹以脊椎骨為中心軸進行扭轉運動。

「體重負荷」和「移動性」的重責大任，這一點同樣適用於膝關節，髖關節和膝關節、踝關節同心協力，共同支撐體重，並且負責人體的移動。

運動之中也有不需要負重或移動的項目，但這些不是本書討論的對象。另外，奧林匹克運動會比賽項目之一的射擊，雖然稱不上有移動性，但在許多狀況下仍舊少不了體重負荷。

舉凡需要站立、行走、跑步的體育運動，都需要強大的體重負荷和移動性。

髖關節是三維關節，更是負責移動方向的首要關節。而膝關節不具有決定移動方向的功能，只能被動地往髖關節決定的方向移動。若膝關節與髖關節決定的方向背道而馳，下一秒就會落得扭傷的下場。

除此之外，決定腰部高度也是髖關節的工作。膝關節會提供協助，但關於移動方向，膝關節完全沒有決定權。能決定方向＋高度的關節，只有髖關節。

這一點非常重要，膝關節和踝關節從下方給予確實的輔助，不僅不易造成損傷，還能幫助身體做出極為出色的方向轉換、衝刺、急加速、急減速等動作。

最佳足球員梅西曾經參加二〇一八年日本東京電視台製作的足球節目『FOOT×BRAIN』，節目中分析他超猛烈的移動動作，發現日本頂尖後衛以最快的速度移動一步時，梅西已經在同樣時間內移動二步。

在一百公尺短跑項目中，來自世界和日本的頂尖選手以同樣步長競賽時，很難想像一名選手移動一步的時間內，另一名選手已經移動二步。又，來自世界和日本的頂尖足球選手在比賽中，一名選手移動一步時，另一名選手已經移動二步的情況更是幾乎不可能。

然而當這個不可能真的發生時，又會怎麼樣呢？從後衛的角度來看，梅西彷彿短暫消失於眼前。

從另外一個角度來看，那些只能移動一步的選手，他們的動作看起來似乎已經放棄追上梅西的腳步。

梅西那戲劇性的移動瞬間改變了戰況，而這場比賽全多虧髖關節的「體重負荷」和「移動力」，才有如此出色的表現，膝關節和踝關節也適時依照髖關節的指示做出各種最即時的動作。

相對於梅西，擔任後衛的選手沒有如此敏捷的動作，才會與對方產生如此大的落差。

髖關節的六大重要性⑤——創造波特世界記錄的「雙離性」

第五個重要性是「二個」。

或許大家會認為「有二個髖關節是非常理所當然的事」，但其實這一點非常重要，而髖關節左右分離，因此我取名為「雙離性」。

請大家想像一下，如果我們只有一個髖關節，會是什麼樣的姿態呢？我想最顯而易懂的應該是「鬼太郎」裡的妖怪和「唐傘小僧」裡的「油紙傘妖怪」。

唐傘小僧是一把油紙傘妖怪，總是以單隻腿跳來跳去。此外，當我看到「鬼太郎」的動畫時，心裡就有種「這樣不對」、「水木茂老師果然不是擅長運動的專家」這種想法。

之所以這麼說，是因為好比之前那個掌中棍棒平衡遊戲，如果「唐傘小僧」想往右走，其實只需要將腳稍微抬離地面並往左側偏移就好。支撐重心的腳往左移動十～十五公分，身體自然會急速向右側傾斜。

傾斜至幾乎倒下之前，只要再將腳移回至超越重心的地方，便能取得平衡並維持靜止狀態。如此一來，就能在瞬間猛烈又高速地移動。

這就是「支點移動（fulcrum shift）」運動原理。我在一九八〇年代時發現這個「支點移動」運動原理，並發表於一九九五年出刊的《意識のかたち（講談社）》中，之後有幸受到機器人製造商的青睞，被引用作為新世代機器人的運動原理。實際上，優秀的運動員也都以這套使用「支點移動」原理的運動進行訓練。這套運動原理既可以使用在單腳，也可以使用在雙腳。

現在讓我們再次回到「雙離性」這個話題。「雙離性」是什麼意思呢？以被譽為人類史上最快的短跑者——牙買加的尤塞恩・波特（Usain Bolt）為例，大家肯定比較容易理解。

誠如大家所知，尤塞恩・波特於二〇〇九年一百公尺短跑比賽中創下九點五八秒的世界紀錄。為什麼他能締造如此驚人的世界紀錄呢？

波特自二〇〇九年世界田徑錦標賽後就沒有再次刷新自己的紀錄，並於二〇一七年宣布退役。波特的對手近距離觀察波特的跑步姿勢、研究與分析波特的影片和各項數據，但截至目前為止，仍舊沒有人追近，更別說打破波特的紀錄。

那個九點五八秒世界紀錄的祕密就藏在髖關節裡。

若說波特當年的髖關節有什麼特別之處，其實就是髖關節本身會進行交互旋轉運動。簡單說，就好比腳踏車的踏板進行交替旋轉的狀態。

請試著想像一下髖關節像踏板一樣進行旋轉運動。

踏板的構造是中央有個軸心，進行曲柄運動的槓桿延伸自軸心，最前端為踩踏用的踏板，二個踏板夾著軸心在對角線上進行迴旋運動。我們發現這樣的運動方式也存在於人類和動物的身體運動中，基於運動科學的專業概念，我們將其命名為「對軸迴旋運動」。

最近體育運動界盛行一種名為「髖關節旋轉」的概念，這個「髖關節旋轉運動」其實就是「對軸迴旋運動」。

人體有二個髖關節且相隔適當距離，進行「對軸迴旋運動」是可行的。

以腳踏車來說，如果踏板只存在於單側，腳踏車是無法發揮正常功能的。正因為有二個踏板，而且相隔適當距離，才得以驅動腳踏車發揮功能並順利向前進。

髖關節也是同樣道理。二個髖關節要順利進行「對軸迴旋運動」，先決條件是必須保持適當距離。

梅西的足球表現和波特的極速短跑都是善用「雙離性」的典型範例。

另一方面，請大家留意骨盆寬度。人類的骨盆呈左右長形，雖然人類是由四足類動物演化而來，但四足類動物的骨盆左右幅度明顯比人類窄小。如另一本著作《肩胛骨》中所述，四足類動物的軀幹左右扁平且上下（人類站立狀態下為前後）厚實，因此四足類動物的肩胛骨

●何謂支點移動

「支點移動」是指人類站立狀態下所產生的重心線與支撐線的運動。

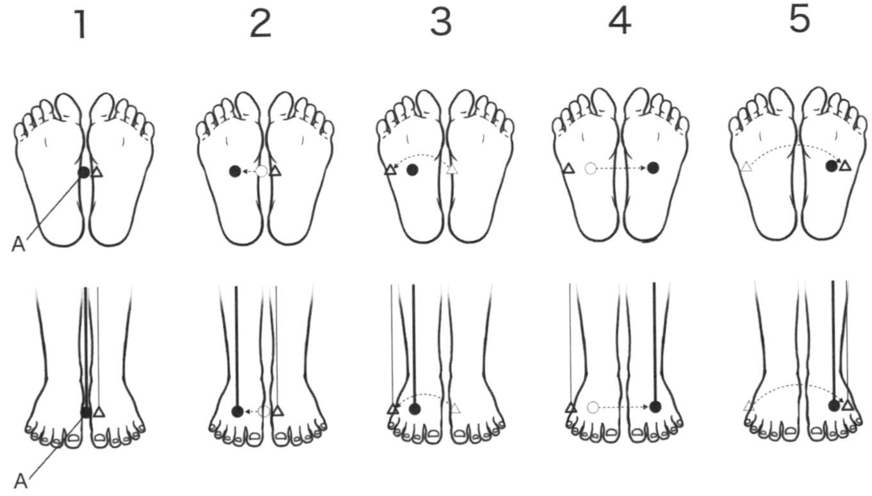

●重心座落點（重心線通過支撐基底面的點）——重心線
△支撐點（支撐線通過支撐基底面的點）——支撐線

呈站立狀，而且為了對應這樣的構造，四足類動物的骨盆兩側也有二塊站立狀的髂骨。

「站立狀」是指二塊髂骨呈閉合狀態，在身體空間座標中平行於X、Y軸方向，因此四足類動物擅長往前後方向移動，但因為身體左右寬度狹窄而不擅長左右移動。

基於這樣的構造，四足類動物中無論是狗、馬、老虎，都礙於骨盆位置而無法直接往正側面移動。好比訓練賽馬的技師拉著馬匹移動時，要馬匹橫向移動是一件非常困難的事，馬匹的側移動作不僅笨拙，還只能一小步一小步緩慢移動。坦白說，你們看過快速橫向移動的馬嗎？世界上根本沒有這種馬。

畢竟橫向移動時，二塊髂骨必須向左右展開讓骨盆橫向擴張，並且讓股骨在三維空間中轉動。人類的骨盆能夠橫向擴張，代表人類能夠橫向移動。也因為左右髖關節之間的距離夠大，人類才得以做出又大又劇烈又快速的左右位移動作。

多虧這一點，人類能夠在足球或籃球比賽中快速左右移動。另外像是桌球選手和棒球內野手，他們在比賽中更是少不了橫向運動。之所以能將這個動作進階化，是因為骨盆往Z軸方向擴張，使股骨能以髖關節為軸心向Y、Z軸方向移動，而這一切全歸功於髖關節的雙離性。

人類充分活用這個特性，所以才得以在桌球或籃球運動中展現如此傑出的側步移動表現。

接下來的論調只是單純的想像。假設讓老虎、獅子、馬或狗等四足類動物打桌球，即便只有上

●何謂對軸迴旋運動

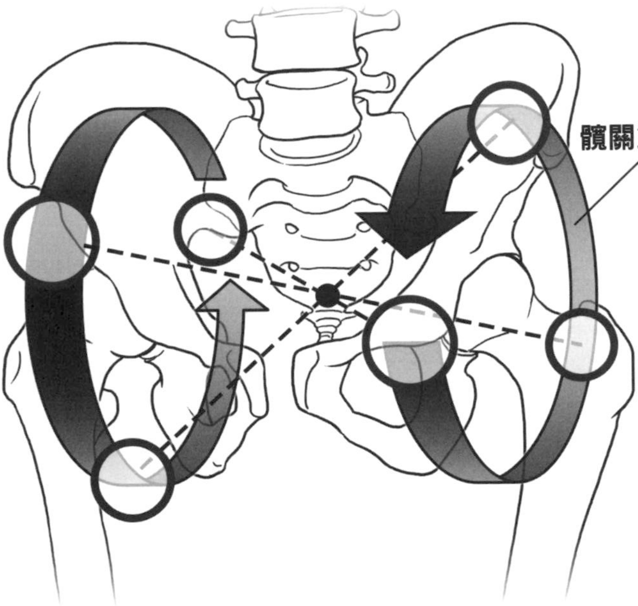

對軸迴旋運動的想像圖

半身幻化成人形，牠們的左右移動步法仍舊會粗糙到令人看不下去吧。若人類與四足類動物在桌球比賽中對決，人類應該單憑左右移動就能輕鬆獲勝。但改為前後方向的對決，四足類動物驚人的強大力量肯定沒三兩下就把人類打趴了。畢竟四足類動物擁有能夠在X和Y軸方向上自由活動的超強骨骼構造。

基於上述各點，人類身體甚至髖關節的位置和形狀實可謂精緻、巧妙至極。

關於絕大多數體育運動中不可或缺的左右移動步法，髖關節的雙離性也占有一席重要地位，這也是成為髖關節第五個重要性的理由之一。

髖關節的六大重要性⑥——身體裡有「三條軸線」

六大重要性的最後一個是第三個重要性中提到的關於身體內的軸線。

平時最基本的殺魚方法是「三片切法」，也就是將魚剖成右半身、左半身、中骨三個部分。人體也能仿效這個方法，從位於脊椎骨和肋骨之間的肋椎關節延伸至薦骨兩側的薦髂關節將身體分成三個部分，圍繞著脊椎骨的左右細長部分為「中央體」、位於脊椎骨右側的「右側體」、位於脊椎骨左側的「左側體」。其實就是我們平時常說的右半身和左半身，但科學概念不用這樣的說法，所以書中統一使用「右側體」和「左側體」。

●人類與四足類動物的軀幹形狀

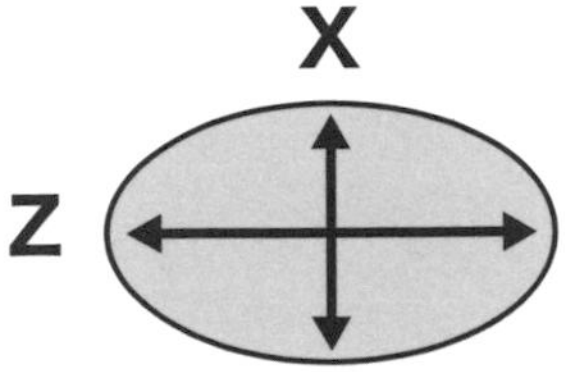

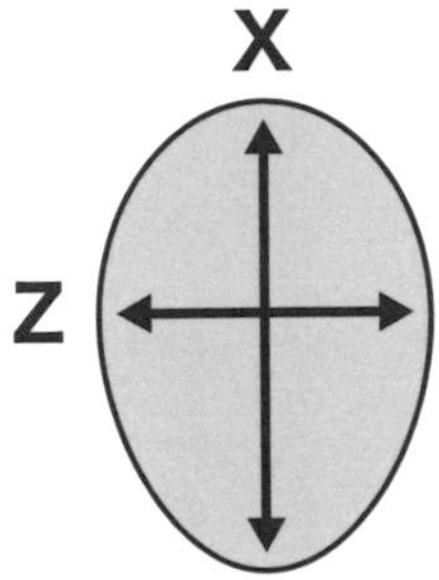

人類的軀幹向左右兩側擴展，四足類動物的軀幹則是左右扁平且上下（人類站立狀態下為前後）厚實。骨盆和軀幹的形態相同，人類的骨盆向左右擴張，而四足類動物的骨盆則同樣是左右扁平且上下厚實。

●身體空間座標

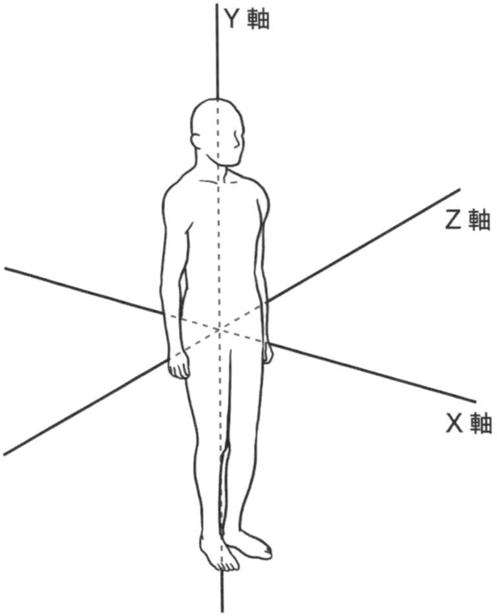

身體的前後方向為X軸，沿著脊椎骨的上下方向為Y軸，而身體左右方向則為Z軸。

雙腳各自連接至「右側體」和「左側體」，所以腳也屬於側體的一部分。亦即右腳和右髖關節屬於右側體，左腳和左髖關節屬於左側體。

幸運的是肋椎關節是可動關節，若本身無法緩慢鬆開，現實中根本不可能有左、右側體的存在。肋椎關節若固定不動，軀幹會變成一個大區塊，雙腳像樹枝一樣從髖關節長出來。好比小朋友描畫人物，一個大軀幹，二隻腳從軀幹延伸出來。

在最優秀的運動員身上，不僅位於脊椎骨旁的肋椎關節能夠巧妙活動，薦髂關節也以可動關節之姿盡全力運作。

上一本著作《肩胛骨》中詳細說明過薦髂關節在運動上的重要性，請大家詳閱書中內容。優秀的運動員不僅善用薦髂關節，還會利用位於脊椎骨兩側，同為可動關節的肋椎關節其緩慢的微動狀態，提高運動表現力。

肋椎關節是名符其實的可動關節，關節緩慢鬆開，進而使軀幹形成「右側體」和「左側體」。但用力收縮肋椎關節周圍的肌肉，尤其是脊椎骨周圍的深層肌肉會促使肌肉變僵硬，進而導致肋椎關節處於不動狀態，這時的軀幹不再分成三個部分，而是以一個大整體在運作。頂尖運動員之所以能脫穎而出，是因為他們有能力在不自覺的情況下，繼續自由且靈活地活動這個合而為一的身體。

像魚一樣剖成三片

基於上述內容，讓我們重新思考一下軸線。人類的重心和地球的重心連為一直線，稱為重心線。緊沿著這條重心線所形成的潛意識直線，稱為軸線（軸心、正中線都是同樣的意思）。自我出版幾本足球訓練相關的書籍以來，足球界也開始有了「軸心」的說法，不再像以前幾乎沒有軸心的概念。

而花式滑冰、古典芭蕾、棒球、高爾夫等領域早在足球界之前就已經有相當普及的軸心概念。這些運動項目若沒有軸心概念，相關理論幾乎無法成立。

特別是花式滑冰，只要遇到跳躍場景，大家勢必會提到軸心問題。即便是花式滑冰以外的運動愛好者也會直覺說出「軸心維持得很穩定」、「軸心偏離了」、「剛剛沒有穩住軸心」之類的評論。

這時大家感覺到的軸心其實是潛意識中的軸心。

我將這個形成於身體內的潛意識稱為「身體意識」。最足以代表身體意識的就是貫穿身體中心，以天地走向通過身體重心的軸線。

如前所述，軸線與重心線一致，一個重心必定存在一條相對應的軸線。

若是這樣，問題來了。脊椎骨兩側的肋椎關節會微微鬆動，形成「右側體」和「左側體」。

●何謂軸線（軸心、正中線）

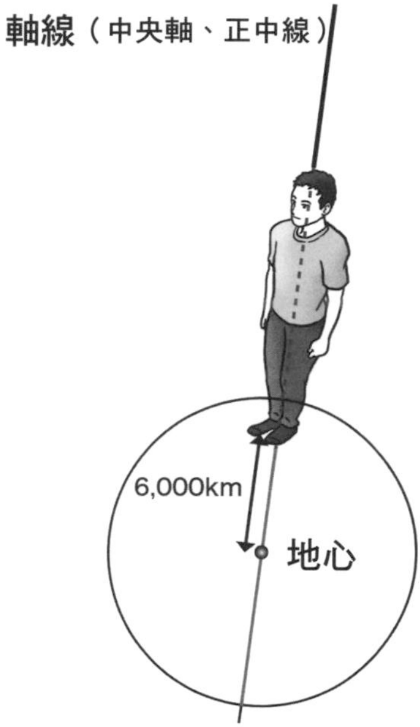

連結人類的重心與地球重心的直線稱為重心線。沿著這條重心線所形成的潛意識直線，稱為軸線（軸心、正中線）。進行本書所介紹的所有訓練時，若能想像延伸自地球中心（地心）的美麗銀軸貫穿自己的軀幹，而且自己就站在距離地心六千公里的上方處，訓練效果肯定會更好。頂級的頂尖運動員都必須具備地心和軸線的潛意識。

●何謂身體意識

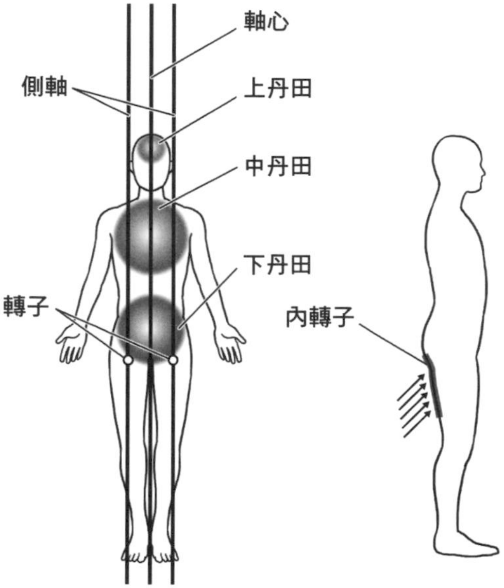

身體意識是一種潛意識，存在於筆者發現的身體與心靈間的邊界區域內，能夠從本質來支配人類身心的所有能力。包含自古就受到重視，以天地走向貫穿身體的軸心（正中線、軸線）、額部、胸部、上／中／下丹田、形成髖關節的轉子、活化臀大肌與大腿肌群的內轉子等。

肋椎關節鬆動使身體像「三片切法」般分為「右側體」、「左側體」和夾於中間的「中央體」，因此「右側體」有「右側體」的重心，「左側體」有「左側體」的重心（嚴格說來，中央體也有中央體的重心）。

各部分都有一條與重心線（各部分的重心與地球中心的連線）一致的軸線，由於位於側體，因此稱為「側軸」。

我之所以認為科學概念中不該使用「右半身」和「左半身」，就是基於這個理由。

若使用「右半身」和「左半身」的說法，那出現在各部位的軸線會被稱為「半軸」或「半身軸」，但這種說法無法傳遞正確概念，因此本書才決定使用「側體」和「側軸」的概念。

有了「右側體」和「左側體」，也各自有「右側軸」和「左側軸」通過，而這個左右側軸正好通過髖關節的位置。

這樣的構造使髖關節和側軸產生連動反應，進而使側軸更加強而有力。也就是說，髖關節的存在強化了側軸。髖關節位於側軸通過的位置，對側軸產生相當大的助益，除了側體本身有重心，得以形成側軸外，也因為髖關節的存在，更有利於側軸的形成。

有了側體後，人體共計有三條軸線，包含形成於中央體的中央軸、形成於左右側體的左右側軸。在身心狀況絕佳的C羅身上，我們能清楚看見筆直的三條軸線，在狀態絕佳的梅西身上同樣也有清晰可見的三條軸線。但可惜的是，近年梅西因肋椎關節一帶和薦髂關節變僵硬，往日的三條軸線已不復見。

那麼，從科學角度來看，梅西能否重拾過往的英姿呢？

我認為可能性很大。畢竟運動科學已經闡明肋椎關節和薦髂關節僵硬的機制，所以好比汽車經過添加潤滑油等保養後恢復良好狀況，相信梅西也能經由鬆解身體的僵硬部分而恢復原有的身體狀態。

畢竟身體的絕佳狀態仍深深記憶在梅西大腦中，應該能夠由大腦來控制，讓身體找回原有的感覺。只要確實鬆解身體僵硬的部分，就能迅速找回三條軸線並恢復原有的身體狀態。

若能再進一步訓練脊椎骨周圍、訓練髖關節，別說恢復原有狀態，甚至還有超越過往全盛時期的空間。

「二軸理論」不正確

身體軸線並非二條，而是「三條」

關於軸線，有些事必須先向大家說明清楚。大家知道「二軸理論」嗎？至今十～十五年前，曾經有幾位運動科學家大力提倡「二軸理論」和遵循此理論的「二軸訓練」，這在當時一度蔚為話題。

人體有二個髖關節，運動科學家基於力學角度，認為軸線應該也有二條才對。而且基於「過去認為人體只有通過身體中央的一條軸線，但這個說法很奇怪。比起中央一條軸線，通過髖關節的二條軸線反而更重要」的論調，開始對中央軸採否定態度。

然而這樣的論述有二個錯誤。

第一，不該否定中央軸的存在。從力學上來說，中央軸等同連結物體的重心和地球重心的直線＝重心線，否定中央軸，形同否定重心與重力的存在。除此之外，我們潛意識中也會引用力學上的重心線，只要在地球上運動，就必須隨時感知中央軸的存在。對靜止不動的建築物來說，重心線也很重要，更何況要控制在地表上活動的物體。若否定連結物體重心和地球重心的重心線，以及將重心線潛意識化的中央軸，操控模式在邏輯上根本無法成立。

所以從這點看來，否定中央軸的二軸理論是個大錯誤。

至於另外一個錯誤，則是科學上的根本問題。

如先前所述，二條軸線要通過二個髖關節，身體必須沿著脊椎骨一分為二。我再重複一遍，從力學角度來說，一個重心只能有一條軸線通過。

若肋椎關節、薦髂關節沒有鬆動，讓看似單獨一個的軀幹分成二個部分，就算有二個髖關節，也絕對不會有二條軸線通過。提倡二軸理論的運動科學家似乎忽略了這一點。

也就是說，他們並不明瞭軀幹沿著脊椎骨分為三個部分，形成左右二個側體，並進一步透過脊椎骨周圍深層肌肉的收縮／鬆弛讓身體自由靈活運轉的這個道理。

以脊椎骨為中心，將身體分割成三個部分，專業說法為「割體」，在日本武術歷史中，被稱為名人、達人的大前輩很久以前就已經意識到這種使用身體的方法，並且代代傳承給學徒。而我也是從傳承古代武術的父親那裡學到這個事實及明確的「分割身體」這個說法。

沿著脊椎骨不僅能縱向分割軀幹，還能前後分割，靈活驅動身體前進的同時，立即來一記當身技，巧妙躲開對方的劍並順勢進攻，這樣的攻防一體動作雖然需要高度技巧，卻也是極為理所當然的基本技法。

二軸理論的提倡者並不知道這種身體的存在方式，只是一味認為一個軀幹加二個髖關節，就能形成二條軸線。

在我另外一本著作《センター・体軸・正中線》（暫譯：《軸心・體軸・中心線》）中也曾經指出這樣的科學錯誤。

有好幾名選手因進行「二軸訓練」導致身體更僵硬且運動表現力變差，因此我不能置之不理。只要肋椎／薦髂關節沒有微微鬆動，讓身體分割成三個部分，就無法使用二條軸線來控制身體。硬要透過二條軸線來操控一個固定且僵硬的軀幹，會落得像劣質機器人般，動作不自然又笨拙的下場。然而因討厭這樣的動作而試圖自然又柔軟地活動身體時，又會被糾正。因為這樣的緣故，許多高中優秀選手都被教練的錯誤指導所扼殺，於是我認為必須匡正這樣的錯誤。

另一方面，成人選手較為敏銳，遵循二軸理論活動身體時，立即察覺到身體的僵硬，所以幾乎沒有人參與二軸訓練。對於那些受到不良影響的年輕選手們，我真心為他們感到惋惜。

從自己的身體內側了解理論

我們必須從中了解人類的身體和控制身體的大腦都是非常優秀的，甚至還能衍生出如此深奧的身體機制。

了解這一點後，研究家和思考訓練方法的開發者必須徹底鍛鍊並開發自己的身體，進行仔細的觀察，並透過這些相關見識進一步觀察其他優秀運動員的身體，最後再將所見所聞體現在自己身上。如果無法開發並提供基於所有見識的正確科學理論，將會給其他人甚至整個社會帶來困擾。希望大家能將這一點銘記在心。

除此之外，唯有用自己的身體親自去體現，才能了解真正的事實。

使用測量儀器的測量科學尚未達到能夠在所有環境與條件下，直接測量並分析以軸線為首的身體意識的程度。充其量只能以觀察活生生的人體為主，觀察人體時，無論是觀察優秀運動員或觀察動物都非常重要，但更重要且更有用的方式，是觀察自己的身體。

可以從自己的身體內側得知成果，並且一而再再而三進行確認，這對研究進展非常有幫助。若能以自己的身體重現頂尖選手的驚人動作，再進一步從身體內側進行分析「用這樣的感覺活動身體，這個感覺……某人是這麼動作的……」將會是最理想的研究。

鬆開肋椎關節和薦髂關節，做出挪動式動作，我想我的表現可能比任何人還要出色。

畢竟這數十年來，我致力於將肋椎／薦髂關節訓練成可動關節，而且我也每天以類似挪動的方式來活動自己的身體，持續不斷進行形成側體的鍛鍊。

一旦有了側體的概念，關於側軸通過側體的研究也隨之大幅度進展，這時二軸理論再次登場，發表了「軀幹仍舊只有一個，若有二個髖關節，有二條軸線會更好」的理論，身為一名科學家，我有責任匡正錯誤。

畢竟提倡錯誤理論是件罪孽深重的事，因此研究家責任重大。

最理想的脊椎骨兩側是可動的「相對連結」

將上述所有內容彙整成以下的理論。

在理想狀況下，身體以脊椎骨為中心，有右側身體和左側身體，亦即「側體」的概念，身體分為右側體和左側體，但並非完全分割開來的意思。除非是魔術的「人體切割」，否則一旦像殺魚一樣將人體「三片切法」，肯定必死無疑……這邊的意思是指即便形成側體，也絕對不會和軀幹分離。

另一方面，脊椎骨兩側的肋椎關節和薦髂關節因僵硬而成為不動關節的人，也就是一般普通人，他們夾著脊椎骨的兩側側體是絕對相連在一起的狀態，我將這樣的情況稱為「絕對連結」。

相對於此，當脊椎骨的兩側是可動狀態，形成理想的側體，兩個側體既可以相對連結在一起，也可以分離，這樣的情況則稱為「相對連結」。亦即連結和分離都是相對的。請大家牢記，人類身體是可能存有這樣的情況的。

然而除了極少數的頂尖運動員或優秀武術家這類使用身體的運動家外，幾乎所有現代人都是「絕對連結」的狀態。

事實上，人類的身體原本就應該是相對連結的狀態。希望大家能從「相對連結」和「絕對連結」的概念中理解到這一點。

畢竟重要的理想身體構造不會說出現就突然出現。

而且位於脊椎骨兩側的肋椎關節、位於薦骨兩側的薦髂關節原本都是可動關節。事實上，嬰兒和一～二歲幼兒的肋椎關節和薦髂關節都能自由活動。

為什麼嬰幼兒的肋椎關節和薦髂關節能自由活動呢？因為當我們的祖先仍是四足類動物的時候，這些關節都具有相當自由的活動度。

在後面章節中，我會再向大家介紹更多相關的有趣內容，這裡就不再多述。不過，即便同為四足類動物，也有相對優秀的動物能讓肋椎關節和薦髂關節做出極為順暢的偏移運動。

我之所以這麼說，是因為四足類動物的起源可以追溯至魚類時代。魚類能夠進行偏移運動，是因為傳承了邊進行波浪運動邊在水裡游行的機制，因此四足類動物也能進行肋椎關節和薦髂關節的偏移運動。

在演化過程中，人類延續自四足類動物，因此人類的肋椎關節和薦骼關節也同樣具備可動關節的特性。

基於人類身為生物、身為動物的演化史考量，左右側體理當連結在一起。以普通人來說，兩個側體是絕對連結在一起的狀態，也就是說，以極為緊密的狀態相連在一起。如果有人能鬆綁這樣的狀態，繼續維持嬰幼兒時期的身體狀態，這些人將有機會成為運動選手，甚至是極為優秀的頂尖運動員。

動物的歷史可以追溯至魚類時代，而魚類時代的身體就已經是這樣的構造。這也是我很久以前就開始提倡的「運動進化論」的基本概念。

人類並非突然以人類之姿誕生於這個世界上，而是源自近似現代蚯蚓的線蟲動物。起源自原索動物，經魚類、兩棲類、爬蟲類、哺乳類的過程，再演化至人類。從功能回溯人類演化的歷史，即便形狀有了極大的變化，仍舊有不少構造持續傳承下來，而促使這些功能復甦並充分活用的，就是世界頂級的頂尖運動員。

與現代超級比賽息息相關的武術

此外，我想再補充一點，近年來武術又捲土重來，於世界各地蓬勃發展。

據我所知，現在歐洲各地有大小二十幾本武術相關雜誌。至於日本，自創刊號以來，我就在雜誌上發表不少文章的《月刊秘傳》（BAB JAPAN出版社），除了武術相關者外，也備受運動員、教練、治療師等身體運動或身體文化相關人員的矚目。武術再度盛行並非一時的熱潮，而是確確實實有其背景。

坦白說，近年來人類的身體運動有急速惡化的趨勢。過去的人類宛如機械般不斷使用身體，生活在非得這麼做才得以生存下去的社會環境中。

但工業革命後，隨著蒸氣機、內燃機、馬達的發明，再加上石油、電等能源的使用，人類不再將自己的身體當機械般狂操，但也因此造成身體逐漸退化。

過去必須將自己的身體當成高階機械般不斷開發的人類，如今不再繼續開發也能活得下去。但畢竟人類的直覺還是優於其他動物，所以在歷史潮流中，會透過體育運動的方式來追求高度化的身體。

事實上，在體育運動高度化之前，武術不曾受到注意。在20世紀的體育運動時代裡，武術一直不受青睞，直到21世紀，隨著體育運動的發展，武術才終於成為眾人的矚目焦點。

武術中身體運動的高度化發展遠比體育運動來得早，數百年前，甚至數千年前就已經達到高度理想的身體運動狀態。

在武術歷史中，父親繼承了源自室町時代古典武術的身體文化，並進一步傳承、教授給我。

如先前所介紹，針對肋椎／薦髂關節進行偏移運動、分割軀幹的「割體」，這些都是傳統武術中既有的作法與概念。

在高級武術中，這些自古就是代代相傳的教育理念和學習重點。

體育運動高度發展時，勢必需要武術的這些資訊和知識，經過漫長的時間，我們終於來到這樣的時代。

另一方面，大家觀看運動賽事的眼光也愈來愈高，除了欣賞單純的勝負外，還會評論不夠高度化的動作既不上相、不優美又不具吸引力。

像C羅在世界盃足球賽中上演的帽子戲法，才稱得上是觀看運動賽事的真正樂趣，也才具有壓倒性的吸引力。

我們可以將這種體育運動中的完美表現力，看成是一種讓古代武術的境界重新復甦的行為。

「髖關節」的反應出乎意料地遲鈍

髖關節的三大遲鈍①——想摸也摸不到的「內側深處」

如先前所述，髖關節有六個重要性，但相反地，髖關節卻也意外地遲鈍。

先前我們稍微提過肩關節的旋轉肌袖，也說過肩關節是具有精緻可動性的三維關節。一些思緒敏銳的人或許已經察覺：「相比於肩關節，髖關節是不是有點反應遲鈍？」「髖關節不同於肩關節，是個所處位置比較難以理解的關節。」

一點都沒錯，髖關節的反應遲鈍確實和上述理由脫不了關係。

簡單來說，髖關節確實就是反應遲鈍。

反應遲鈍的理由有三個，稱為「三大遲鈍」。

第一個是摸也摸不到、找不到的問題。由於位在身體內側深處，因此直接取名為「內側深處」。

髖關節位在軀幹最下端，並深埋於身體內側。由於包覆在許多肌肉下，從身體表面無法看出髖關節的形狀，更別說用手觸摸到。其他關節又是如何呢？我們看得到腕關節，也能直接用手觸摸到。肘關節、肩關節、膝關節和踝關節也一樣。四肢的主要關節都能從身體表面看到和摸到。

但髖關節身為一個擁有六大重要性的關節，卻無法從身體表面看到和摸到。

「內側深處」就是髖關節反應遲鈍的理由「之一」。

相較之下，當我們穿脫衣服時，隨時都能感覺到肩關節的存在，肘關節也一樣。在捷運中與其他乘客並肩而坐時，也會十分在意彼此之間的肩關節摩擦。另外，行走在車站階梯上、街道上，與他人擦身而過時，也會特別留意不要擦撞他人肩膀。

過去就曾經發生路人因為輕微的肩膀擦撞而引起糾紛的案例。因為肩膀擦撞而互有怨言、咂舌感到不屑……進而引發更多麻煩事。

如上所述，肩關節是個會令人頻繁意識到的存在。相較之下，髖關節則常容易讓人遺忘，在我們意識中也幾乎模糊不清。我們穿褲子時，幾乎不會注意髖關節，走在路上時也不會在意是否擦撞到他人的髖關節。

由此可知，髖關節的「內側深處」特性是造成反應遲鈍的最大原因。

髖關節的三大遲鈍②——難以區別骨骼與肌肉

反應遲鈍的第二個原因和肌肉有關。

髖關節深埋在大肌肉裡是造成「內側深處」的原因，但也因為髖關節被許多大肌肉覆蓋，導致肌肉運作受到影響。

我們稱這種情況為「肌肉等長收縮」（Isometric contraction），也就是當肌肉收縮時，整塊肌肉不動且長度維持不變的狀態。

我想應該有很多人知道，肩頸僵硬問題也是肌肉等長收縮造成的。肩部肌肉＝斜方肌不停運作，但肌肉長度始終不變，進而導致肩膀僵硬。

肌肉長度長時間不變，容易因為新陳代謝降低而累積疲勞。這就是造成肩頸僵硬、背部和腰部僵硬、腰痛等的原因之一。

另一方面，肌肉長度不變的狀態下，肌肉容易變遲鈍。長度不變＝肌肉不動，久而久之，肌肉會因為接收不到新訊息而變遲鈍。

髖關節周圍的肌肉通常不做會改變長度的運動。手腳經常進行彎曲和伸直運動，但髖關節周圍的肌肉，例如臀中肌等改變長度的機會非常少。

除非臀部大幅度左右擺動，臀中肌才會跟著收縮／伸展，在前後步行的動作中，臀中肌的長度幾乎不會變。事實上，臀中肌長度不變反而有利於步行。

步行其實是一項很困難的運動，若臀中肌的肌力為零，當左腳（以左腳為例）著地的瞬間，身體會倒向左側。並非上半身朝左側傾倒，而是好比從腰部高度崩塌般，整個身體向左側潰堤。

人類步行時，由臀中肌負責執行避免腰部向左右側傾倒的基本任務。臀中肌的運作是肌肉等長收縮運動的典型範例。

除了最具代表性的臀中肌外，外展肌、上／下孖肌、梨狀肌等從骨盆向下延伸的肌肉，大部分也都進行著肌肉等長收縮運動。

臀大肌的長度也幾乎不太會改變。髖關節位於身體中心，周圍肌肉只要稍微動一下，就會擴大至末端，因此大幅度運動的機會很少。如同手搖扇，只需要輕輕擺動扇柄；而高爾夫球的揮桿也是同樣道理，看得出末端的動作非常大，卻難以察覺中心部位的小幅度動作。

肌肉如果以等長收縮運動為主，肌肉變化和變動訊息相對減少，肌肉會因此變遲鈍，而覆蓋於這些肌肉底下的髖關節勢必也會跟著變遲鈍。

一旦肌肉長時間固定不動，大腦容易將肌肉認知成骨骼。雖然這個認知存在於潛意識中，卻也是非常重要的問題。

對於斜方肌和臀中肌等主要進行等長收縮運動的肌肉，通常不會有人隨時正確意識著「這些肌肉今天也處於進行等長收縮運動的狀態」、「這些肌肉固定不動」。

然而就算我們沒有意識到這一點，大腦卻一清二楚，潛意識中受到非常大的影響。

當這一切全都日常化後，大腦會漸漸難以辨識它究竟是骨骼還是肌肉。我將這樣的狀態稱為「骨肌非分化」。

這一點非常重要，希望大家牢記。讓身體運動高度發展的大原則，就是必須讓大腦能夠清楚區分肌肉和骨骼。

大腦無法認知肌肉和骨骼，聽來或許覺得不可能，但這在普通水準的運動選手身上絕非罕見之事。

尤其是髖關節周圍、股骨及其外側肌肉、脊椎骨及其周圍的肌肉，大腦其實都無法區分得非常清楚。

髖關節的三大遲鈍③——位在身體的「中心」

髖關節位於身體中心的核心部位，如人體骨骼圖所示，髖關節位於長長的雙腳根部，同時也是支撐軀幹部位的根部。

這個根部很重要。以樹木來說，我們看得到樹幹、樹葉、花朵和果實，就是無法看到完整的根部，根部是我們平時不易察覺的存在。

髖關節好比人體的根部，同樣是平時不易察覺其存在的部位。這或許就是位在中心的宿命吧。

我將這種根部化的特性稱為「中心性」。

這個「中心性」如我先前所述，最大特徵是動作相對匱乏。中心部位的動作雖小，但末端的動作卻可以放大至數倍，甚至數十倍。體育運動就是將這種特性活用至極限。

也可以說，體育運動就是在享受這種特性。

最典型的範例是棒球和高爾夫球。尤其是高爾夫球，人類本身不需要移動，只要揮動高爾夫球桿，球自行會飛至數百碼遠。球飛得多遠，全憑自己的放大技術。也就是說，舉凡需要球技的體育運動，都可以憑自己的放大技術去完成。

足球比賽中的射門也是同樣道理，髖關節的動作明明不大，但腳尖卻能大幅度地高速擺動。足球選手能明顯意識到腳尖至膝蓋一帶的動作，卻對髖關節一點感覺都沒有。

若在比賽中的關鍵時刻能時時留意髖關節動作，相信這名選手肯定會成為世界級頂尖好手。

另外在高爾夫球中，大家對高爾夫球桿的桿頭有強烈意識，也非常注意握把和手握球桿的方法。但從手腕開始，一直到手肘、肩膀、身體中心，大家對這些部位的意識卻是愈來愈薄弱。其實到軀幹肋骨一帶，大家已經近乎無感，更何況是髖關節，會意識到髖關節存在的人少之又少。

所以只要有球員能在正確意識髖關節動作的狀態下揮桿，就稱得上是一名高水準的選手。

以上就是第三個遲鈍「中心性」。「中心性」其實非常有趣，正因為位於中心位置，所以具有根部化、難以意識其存在、不易出問題的特性，但另一方面，也因為位於中心，所以是非常重要的部位。

運動源自中心，而其他各部位只不過是幫忙放大運動效果的裝置，只要確定中心動作，並讓其他部位各司其職，就能完成最終的運動表現。

換句話說，「中心性」的最大特徵就是同時兼具非常重要，以及非常容易根部化、容易被忽略、不被重視的雙面特性。

最後，在這裡總結一下引言的內容。髖關節有六個重要性和三大遲鈍，關於最後的「中心性」，它既是造成遲鈍的原因，同時也是髖關節之所以重要的理由。

看完上述介紹，相信大家應該能夠充分理解髖關節的重要性，也應該能了解髖關節明明很重要卻反應遲鈍的原因。

髖關節的重點是同時具有重要性與反應遲鈍的兩種特性，而關於從科學角度來構建訓練方法、以科學方法來開發運動員髖關節的意義也都源自於此。

●髖關節的六大重要性和三大遲鈍

六大重要性

①人體所有關節中最大且最強

②人體中完成度最高的三維關節

③軀幹內肢體

④體重負荷和移動性

⑤雙離性

⑥側軸

三大遲鈍

①內側深處

②肌肉等長收縮

③中心性

第1章

遲鈍大王——髖關節

轉眼變成靈活大帝

從正確了解髖關節位置開始

不知道髖關節的位置容易導致髖關節變遲鈍

我們在引言中已經從各個角度觀察過體內的髖關節處於什麼樣的狀況。在接下來的第一章中，我們將基於這些內容，著眼於髖關節具有的「性質」、該用什麼樣的方法及該如何改善與改變，盡可能毫不遺漏且依合理順序介紹給大家。

前半段，我將先說明髖關節具有什麼性質，該如何加以改變，以及應該使用什麼方法和創意去進行。

後半段會彙整改變髖關節的必要方式，並且解說進行各項訓練方式時的注意事項。

話不多說，現在讓我們一邊回顧引言，一邊針對本章重點進行具體說明。

首先，改變髖關節應該從哪個部位著手呢？由於髖關節的位置固定不變，所以能加以改變的是髖關節的性質。

我身為一名研究員暨指導者，根據長年來指導多名運動選手和身體運動職業好手所獲得的數據，最優先要處理的就是如何讓遲鈍的髖關節變靈敏。

從科學角度來看，讓反應從遲鈍變靈敏是什麼意思呢？我先從這一點開始解釋。以下說明或許有些繁瑣，但只要融會貫通，就能具備充分的「理解力」，在順暢且不產生排斥的狀況下接收進一步的內容。

言歸正傳，改變遲鈍＝感受度這件事牽扯到許許多多的因素。

如引言中所述，我們無法順利又快速地感覺到髖關節的所在位置。難以掌握髖關節的位置，是造成髖關節反應遲鈍的最大因素。

若依遲鈍度來排名，這一點保證榮登第一名寶座。

好比約好先到朋友家會合，然後一起出去玩，但不知道朋友家在哪裡的話，一切都免談。朋友家在幾樓、建築物外牆是什麼顏色、怎麼聯絡朋友才會出來等等，與朋友會合並一起出去玩之前，需要各式各樣的資訊和要素。

其中，朋友家在哪裡是最重要的線索，不先確實掌握朋友家的所在位置，其他資訊再多也派不上用場。

這個道理同樣能夠套用在髖關節上，或許可以暫時不管髖關節的其他相關資訊，但務必確實掌握髖關節的正確位置。

為了有效做到這一點，請先嘗試從身體外側來探索自己的髖關節位置，接著再從身體內側掌握正確位置。

一開始只有身體外側的線索，所以需要位在哪塊骨骼〇度的方向，距離〇公分……等資訊，但大家知道要以什麼為基準，才能知道髖關節的正確位置嗎？

大轉子與髖關節的位置關係

髖關節位於鼠蹊部。大家或許不太熟悉鼠蹊部，但其實就是下腹部橫跨至大腿，呈V字形的部分＝V字區。一九八〇年代後期日本搞笑藝人北野武曾經發明一個名為「コマネチ（KOMANECHI）」的滑稽姿勢（※源自於一九七六年蒙特婁奧運會和一九八〇年莫斯科奧運會中贏得體操項目金牌的女子體操選手娜迪亞・柯曼妮奇穿著高開衩體操服的模樣），他所比的那個姿勢的部位就是鼠蹊部＝V字區。

鼠蹊部很長，從靠近臀部中心的位置延伸至腰部兩側，而髖關節就位在鼠蹊部的正中央。

從三維空間來看髖關節，髖關節位於鼠蹊部中心點，腰部前後厚度的二分之一處。對二分之一沒概念的人，試著先用大拇指摸一下腰部側邊的骼嵴，約莫是繫皮帶的高度，然後往正下方移動，會摸到另外一塊突出來且比骼嵴圓的大骨骼。這塊骨骼正好位於身體（腰部）前後厚度的二分之一處。

這塊突出來的骨骼名為「大轉子」，在髖關節與股骨相連的情況下，以大角度朝膝蓋方向彎曲的部位。

從身體表面就摸得到大轉子，請大家在站立姿勢下，先用左手摸一下大轉子的位置，再用右手摸一下鼠蹊部＝V字區的中心點。

這時的左手和右手應該位在差不多同樣的高度。說得更精準點，大轉子的位置會稍微低一點（※請參照第四、五頁的全身骨骼圖）。髖關節的圓弧部位來自於「股骨頭」，仔細比較會發現大轉子的位置其實低於髖關節的股骨頭。牢記髖關節的位置稍微高於相對容易觸摸得到的大轉子。

想要正確掌握髖關節的位置，務必牢記鼠蹊部的中心點內側和身體厚度二分之一的地方這兩個重點。

嘗試摸一下大轉子，自然能了解厚度二分之一的這個意思。

雖然大轉子＝髖關節的高度這種說法簡單易懂，但實際上髖關節比大轉子高上一指～一指半的距離。

確實掌握解剖學構造上的大轉子和髖關節之間的位置關係，是非常重要的一件事。

以上就是從身體外側掌握髖關節位置的方法。

大腦知道髖關節的位置＝可活用於運動競賽中

接下來要從身體內側掌握髖關節的位置。大腦若無法從身體內側掌握髖關節的位置，便無法於運動競賽中充分活用髖關節。

想像一下，比賽的關鍵時刻想要使用髖關節時，仔細確認髖關節的位置「V字區的二分之一處，厚度是身體的一半，高度位在大轉子上方一根手指的距離……」是不可或缺的必要作業，但這樣的作業方式根本不適合用於正拚得你死我活的運動競賽中。

運動競賽中最迫切需要的是確認自己站在哪裡、對手在哪裡、怎麼動作才能應付戰局。以棒球為例，一旦進入打擊區，優先要思考的是「今天這位投手有什麼投球習慣？」、「對方的守備位置在哪裡？」而不是一直在意髖關節的所在位置。

嚴格說來，揮棒瞬間根本沒有多餘時間讓我們從身體外側去思考髖關節的位置。

若我們能直接從身體內側掌握髖關節的位置，打擊瞬間便能及時意識到髖關節的存在。

以打擊為例。有些人能看著球又同時扭轉腰部，這是因為他們能從身體內側掌握腰部位置。如果非得從身體外側才有辦法掌握腰部位置，容易因為難以同時兼顧球和腰部的存在而無法充分活用腰部。

這是個重要關鍵。

但話說回來，我們就只有一個腰，或許簡單易懂，但髖關節有二個，相對困難一些。我們可以將腰視為一個整體，進一步加以控制，但髖關節可沒這麼容易應付。

覺得一次意識二個髖關節很困難的話，可以嘗試以下方法。

以右打者為例，在擊球準備姿勢（Take back）中先意識右側髖關節，從準備姿勢進入向前揮臂階段（Forward swing）時，則將注意力改擺在左側髖關節。這麼做的話，一次只需要意識一個髖關節。這樣有沒有容易一點了呢？

「原來如此。不需要同時意識兩側髖關節，只需要在運動過程中逐一意識即可。」就這樣在練習過程中，慢慢學會掌握這個技巧。

而教練也只需要按照「擊球準備姿勢中意識右側髖關節，向前揮臂時意識左側髖關節」的方式來指導選手，就萬無一失了。

最重要的是引導動作的那一側髖關節，覺得引導側髖關節無法順利運作時，只要立即找出並加強意識該側髖關節就可以了。

另一方面，部分球員在擊球準備姿勢中無法確實將左腰扭轉至一定位置，往往扭轉一半就進入向前揮臂階段。

未能將腰部扭轉到位，下半身就無法確實做好「蓄力」工作。有這種習慣的人，應該在準備擊球的後半階段加強意識左側髖關節，這樣便能充分扭轉左側腰部。而進入向前揮臂階段時，繼續由左側髖關節來主導擊球。

進入向前揮臂階段後，確實扭轉右側腰部以產生強大力量，幫助右手用力揮棒將球打擊出去。無法順利做到這一點的人，請加強訓練，讓自己像切換開關般，在擊球準備姿勢中加強意識左側髖關節，進入向前揮臂階段時改成加強意識右側髖關節。

這種時候有二個髖關節可供輪流活用，真的非常方便。

上述內容是以棒球的打擊為例，但打擊過程中活用髖關節的方法，同樣能夠套用在傳接球，或者高爾夫球的揮桿上。

高爾夫球不同於棒球，面對的是靜止不動的球，因此有更為充裕的時間先意識髖關節後再加以活用。網球和桌球的發球也是同樣原理。

至於足球比賽，在敵方四、五個人一擁而上的情況下，要先意識右側髖關節，再意識左側髖關節……這根本不可能做到。

即便能夠正確掌握左右側髖關節的位置，也不可能在一開始的瞬間就做到。

短短的瞬間要處理從認知、判斷到行動所需的資訊量實在太多了，根本沒有多餘時間去意識右側髖關節還是左側髖關節。

若是自由球等球處於靜止不動的狀態下則另當別論，這時的確有足夠時間充分意識左右側髖關節。例如用右腳踢球時，先意識軸心腳——左腳的左側髖關節，右腳（踢球腳）向前掃時，再將注意力擺在右側髖關節。這是最基本的髖關節使用方法。

然而髖關節的使用方法會因踢球方式而異，像是一直持續意識右腳（踢球腳）的右側髖關節，或是一直將注意力擺在左腳（軸心腳）的左側髖關節。

例如「活用重量」的踢球方法。也就是持續意識軸心腳的髖關節時，右腳（踢球腳）盡量放輕鬆不要施力，從右側腰部到腳的重量大約是十五公斤，踢球時要充分意識這個重量。

左側髖關節確實支撐軸心腳，踢球腳盡量放輕鬆，透過髂腰肌去感受「重量」，促使髂肌和腰大肌發揮最大功效。

由此可知，只要正確掌握髖關節的位置，便能充分意識並加以活用。

現在請先從身體外側確實掌握髖關節，再循序漸進至內側，這樣一來就絕對不會搞錯髖關節的正確位置。

大腦正確理解髖關節的位置＝世界頂級選手

跟大家說一些關於不該搞錯髖關節位置的趣事。

事實上，有不少運動選手或運動員他們的大腦並未正確掌握髖關節的位置。

當有人問道「你的髖關節在哪裡？」的時候，絕大多數的人都無法正確回答。先不說能否從身體外側掌握髖關節的位置，這裡要談的是運動選手或運動員能否從身體內側，也就是大腦能否正確掌握髖關節的位置。

大腦若無法掌握正確位置，運動競賽的瞬間便無法正確使用髖關節。

然而話雖如此，仍舊有不少運動選手無法從身體內側正確掌握髖關節的位置。

「搞錯髖關節位置還能從事體育運動？」或許有人這麼想，但即便無法正確掌握髖關節的位置，還是可以從事體育運動。只不過只能做個大概，難以有太好的表現。

相反的，世界頂尖選手都可以確實做到大腦由身體內側正確掌握髖關節的位置。這一點絕對無庸置疑。

那些射門精準無誤的頂尖足球選手、在毫無射門路徑，又沒有時間調整姿勢的情勢下，還能伺機轉身做出奇蹟射門的選手，他們全都是因為大腦能夠從身體內側掌握髖關節的正確位置，才得以有如此精彩的表現力。

選手若不懂得從身體內側掌握髖關節的位置，他們踢出去的球往往只能和球門擦肩而過。以高射門準確率為目標的選手，勢必都會從身體內側掌握正確的髖關節位置。

這一點還請大家務必牢記在心。

髖關節的動作過於粗糙，只會造成失誤頻傳

使用右腳射門的人，射門時由左腳支撐全身體重，若沒有確實將軀幹帶至對應於左腳的正確位置上，就無法精準射門。這時候的左腳貼於地面，上有脛骨、股骨，再上去是軀幹，但決定軀幹正確位置的關節是哪一個呢？

從全身骨骼圖中可以看出，從腳至軀幹的關節中，踝關節和膝關節的位置具有相當的優勢。踝關節正上方筆直連接於脛骨。這種構造讓踝關節不需要額外為了朝左右方向旋轉而煩惱。膝關節也一樣，幾乎沒有向左右方向旋轉的自由度。如引言中所述，過度朝左右方向轉動反而容易造成膝關節受損，畢竟它原本就不是能夠朝左右方向彎曲的構造。

相較於這兩種關節，髖關節又如何呢？髖關節是三維關節，原本就具有向前後、左右斜向轉動的功能。

而且髖關節的構造不同於踝關節和膝關節，並非筆直連接於股骨。相對於股骨，髖關節略偏於側邊而非正上方。棒狀構造呈筆直狀時，相對容易控制前端的構造物。但中間一段大幅度彎曲的話，要順利控制前端的構造物則會變得困難許多。

除此之外，髖關節雖然位於骨盆與股骨之間，但僅和四分之一的骨盆相連，在比例如此不平衡的情況下，以左腳為軸心而單腳站立時，身體勢必大幅度傾向右側。

從股骨的角度來看，髖關節位於股骨的彎曲處。再從髖關節的角度來看，軀幹以上的重量全落在這個彎曲處。

由此可知，用右腳射門時，負責將軀幹帶至最佳位置的大功臣就是髖關節。

除了自由球外，所有射門過程中，球員身邊總圍繞著敵方的守備陣容和自己的隊友，球員必須隨時視情況改變方向，甚至移動幾步後才正式射門。所以迫切情勢下的方向轉換，粗糙簡略一點也無傷大雅吧？

坦白說，對世界頂尖運動員以外的選手來說，不夠精準是被允許的。畢竟他們只做得到粗略使用自己的髖關節，因此無法做出精準的方向轉換。但反過來說，正因為他們不求精準地使用髖關節，才無法成為世界級的頂尖運動員。

例如球門前的攻防戰，縱使心裡認為「剛才的角度應該再向左避開三度，下一次最好能再向前八公分左右」，但足球畢竟是一種馬不停蹄的運動比賽，根本沒有多餘時間讓球員在比賽中自我反省。

至於棒球的打擊或投球，動作前或許還有一些個人時間，在某種程度上尚有時間觀察自己身體的細微動作。

也因為這樣的緣故，部分偏好指導細微動作的教練，往往會直接在練習中分析球員的動作並給予像是「角度有點大」、「踏出左腳的時間點不對」等指令。

足球運動也是以人為中心，同樣能針對細微動作進行分析。從這個角度來觀察C羅、梅西、伊涅斯塔等選手，通常在他們狀態絕佳的情況下，都能做出角度偏差在一～二度內，距離偏差在一～二公分內，近乎理想的完美動作。

想要做出如此正確的完美動作，必須仰賴幕後大功臣——髖關節。

引言中提過「髖關節的六大重要性」，當我開始思考該怎麼做才能真正活用於體育運動上時，我領悟到這一點。

即便是桌球台上的一記漂亮殺球，只要超越桌球台一毫米，就算是出局。這些都是髖關節的使用上不夠精準所引發的現象，而這種現象可能出現在任何一種體育運動中。

讓髂腰肌和「內轉子」變得不一樣！

在坐姿下檢測髖關節位置

如先前所述，從身體內側掌握髖關節位置才是最重要的。已經開始閱讀第一章的讀者，希望你們能先確實訓練自己，學會如何從身體外側掌握髖關節的位置。

先前說明過從身體外側掌握髖關節位置的方法，現在請大家坐在椅子上試試看（※詳細內容請參照86頁）。

將手放在大轉子上，試著左右開合大腿至膝蓋一帶。然後用中指像是刺穿似地按壓鼠蹊部＝V字區的中心點，應該感覺得到指尖處似乎有什麼東西在移動。比拳頭小，就像有什麼小動物在移動，大家感覺到了嗎？

若還是不太了解，請先暫停雙腳的開合動作，當雙腳靜止不動時，指尖下的動作應該也會跟著停擺。這時再次慢慢張開雙腳，會發現指尖下再次有什麼東西動了起來。

這個動來動去的東西就是髖關節。

想要從身體外側掌握髖關節的位置，需要用指尖拚命去感覺並摸索，而不斷活動髖關節有助於從身體內側去感覺髖關節的存在。

也就是說，試著活動身體是非常重要的步驟，活動方能得知髖關節的所在位置。

同樣是尋找某個目的地，但這和先前說過的尋找朋友家的例子不一樣。朋友家不會動，但髖關節會動，髖關節動得愈頻繁，愈有助於掌握髖關節的正確位置。

從身體外側確認髖關節的位置之後，再次開合雙腳，活動一下髖關節。

活動個幾次都沒問題之後站起來。

站起身觀察鏡中的自己，或者與朋友兩人一組互相觀察彼此的站姿。站姿看起來怎麼樣呢？於坐姿狀態下尋找左側髖關節的人，看起來像是體重施加在左側身體上。

接著請大家「原地踏步」。

請問有什麼感覺嗎？「原地踏步」的觀察重點是離地與著地。也就是要觀察腳如何輕巧地離開地面，又如何輕巧地著地以支撐體重。

我想大家應該感覺得到按壓住髖關節的左腳乾脆俐落地承載了身體重量。而左腳離地時，也同樣能「咻」一下輕鬆無阻地往上提舉。這個離地時的「咻」代表迅速，也代表稍微帶有阻力。我想就算是支撐體重，同樣也會有「咻」的感覺。

掌握位置就是一種訓練

另一方面，未刻意尋找髖關節位置的右腳，離地時會因為阻力和重量而有厚重的感覺。

這個「厚重」的感覺非常重要，證明我們透過左腳髖關節感覺到右側髖關節周圍肌肉的僵硬。髖關節存在感較低的那隻腳，因為肌肉習慣進行等長收縮運動，最後容易變成老是白費力氣的肌肉。

除此之外，應該還會有中央軸心偏向左側，以及左肩下墜等感覺。

說到支撐體重，其實在靜止站立狀態下也能明顯感覺得到。人類的大腦非常有趣，也非常厲害，就算只是站立不動，也會命令髖關節負責支撐體重，因此中央軸心自然會往支撐體重的髖關節移動。

簡單說，大腦於潛意識下會委託該側髖關節來支撐身體重量。

在這樣的情況下，左側髖關節好比是優秀選手的狀態，而右側髖關節則是平凡選手的狀態。

光是能否在短時間內探索、確認髖關節的位置，就可以帶來如此大的差距。

若將「掌握位置」想成是一種訓練，實際上您所花費的時間根本短到稱不上是訓練。掌握單側髖關節位置的時間，頂多兩分鐘左右。

掌握到髖關節位置後試著原地踏步，應該會發現離地動作變得更輕巧，既能在更短的時間內俐落離地，也能迅速又確實地著地。

離地所需時間愈短，代表雙腳的動作愈迅速。跑步速度變快，射門動作加速，方向轉換的腳程同樣也會變快。

著地動作看似單調，但如前所述，支撐體重這項重大任務主要由髖關節負責。在時間流逝中，軀幹位在哪個位置最佳將會成為一種著地能力。

加強意識髖關節，使其變得俐落又順暢，跑步時會因為另外多了身體重量的加持而如虎添翼。除此之外，打擊、投球、射門等動作的表現，同樣也會因為體重的加持而更上一層樓。

雙腳在所有場合中都能俐落提舉

簡單說，能否「得到體重加持」全取決於著地能力。

說得更明白點，從側面觀察身體時會發現我命名為「內轉子」的膕旁肌群和臀大肌正拚命運作中，這種情形只會發生在我們特別意識髖關節的那隻腳上。只要「內轉子」賣力運作，就能在一瞬間承載全身體重。

●內轉子的位置

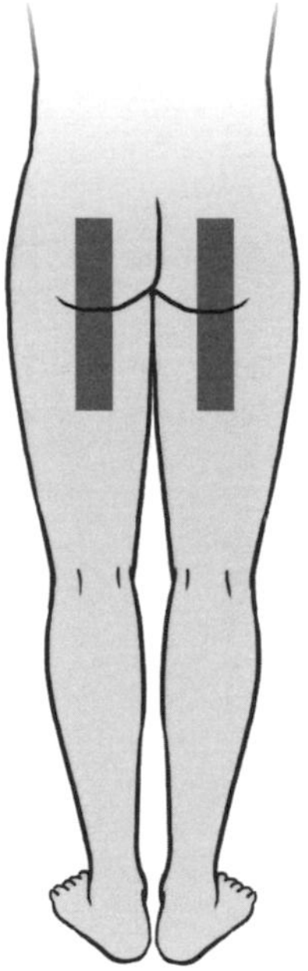

●何謂髂腰肌

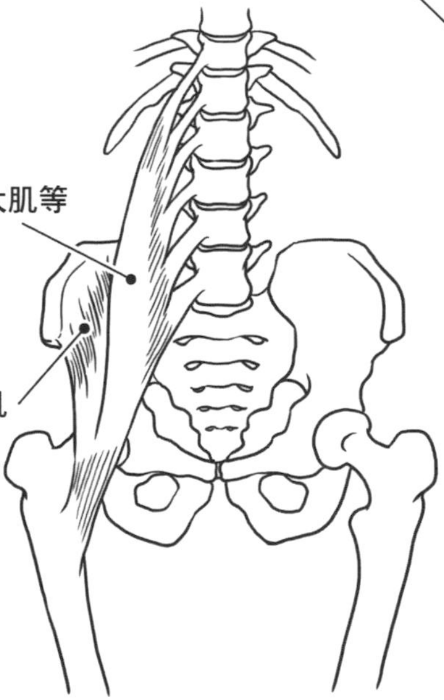

髂腰肌是髂肌和腰大肌的總稱。髂肌連接髂骨上端與股骨，腰大肌從腰椎、胸椎延伸至股骨。

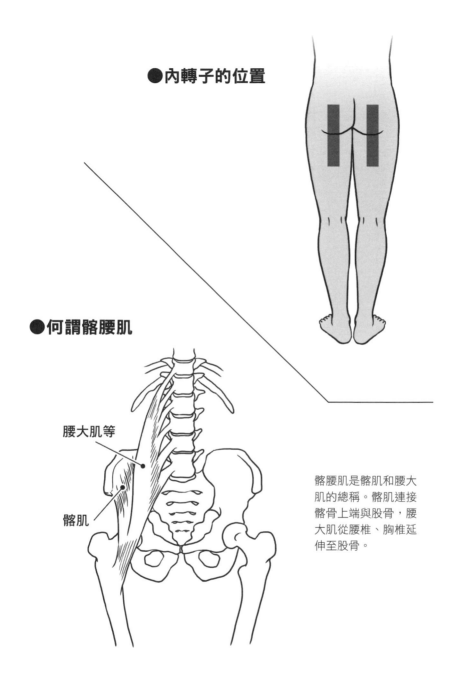

在這樣的情況下，若試圖向前衝刺，理當用「內轉子」作用中的左腳蹬地，方能以更快的速度衝出去。

另一方面，離地所需的肌肉中，首推髂腰肌。加強意識髖關節有助於髂腰肌更賣力運作，好比從腰椎處切割開來，能以乾淨俐落的氣勢提起大腿。比較一下左右腳，就能了解那種感覺。

左右腳相互比較之下，右腳的提舉相對笨重些，而且會以由外向內轉的方式向上提舉。

事實上，只要稍微掌握髖關節的位置，就能有很大的改變。改變會立即反應在肌肉上。髖關節一旦有所改變，髂腰肌，亦即髂肌和腰大肌會隨之開始運作，而且宛如用把刀從腰椎處截斷般，讓我們更輕鬆俐落地舉起腳。

至於髖關節欠缺重視的右腳，則會以由外向內轉的方式向上提舉。這是因為提舉右腳時，髂肌和腰大肌的使用率相對較低，主要仰賴股直肌。但股直肌並未附著於身體中心的腰椎，而是附著於骨盆底部，導致透過這塊肌肉舉腳時，容易因為軸心偏移而有類似由外向內轉的動作產生。

這個部分也非常重要。由外向內轉的動作本身就容易造成平衡瓦解，雖然與跌倒無關，卻也是標準的失衡狀態。

在體育運動中，跌倒並不等於平衡不佳。迅速取得重心位置，流暢又精準的射門，這才是體育運動中所謂的平衡佳。以此為基準的話，僅仰賴股直肌舉起腳，就已經算是失去平衡了。這一點非常重要。

以股直肌為主要作用肌肉的情況下，不僅速度慢，又因為由外向內旋轉，腳並未從身體中心軸出發，因此無論在哪一種體育運動中，都稱不上是優秀的動作。

髖關節帶來的正面影響不僅出現在下半身，甚至會延伸至走路時的手臂擺動等全身動作。

引言中曾介紹過髖關節的反應遲鈍，而上述內容就是改善髖關節遲鈍後所帶來的第一個好處。

請大家牢記在心，以下介紹的方法有助於大幅改善髖關節的各種遲鈍問題。

髖關節檢測法（髖關節旋轉覺醒法）

接下來正式進入實際操作篇。

改善髖關節的方法很多，我希望大家至少做到這五項，因此取名為「至少五法則」。

大家務必從這五種基本方法開始鍛鍊自己的髖關節。

之一　站姿（腳跟轉動站姿）

①站立姿勢。

②先確認左、右側大轉子的位置。接著從位於腰骨上端的髂嵴往下約一個手掌長度的地方就是大轉子。

③想像自己「站在」地球中心＝美麗銀色地心的上空六千公里處，以右側髖關節為例，右腳以四十五度角斜向往前踏出半個足部長的距離，腳跟著地的狀態下，腳尖像抓起毛巾般離地約數公分高。

④右手擺出L字形，上下顛倒後從身體側邊抓住大轉子。

●髖關節檢測法　之一 站姿（腳跟旋轉站姿）

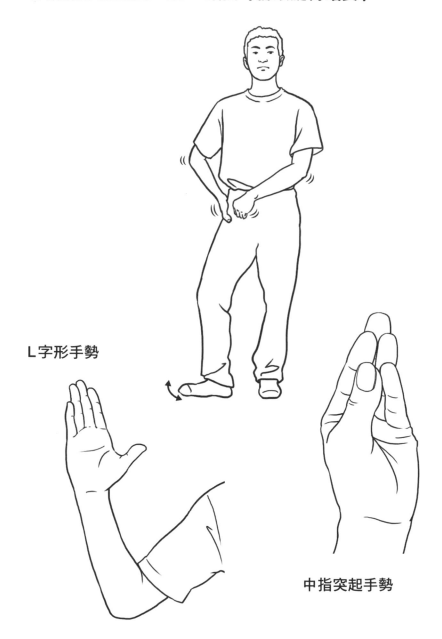

L字形手勢

中指突起手勢

⑤左手如圖所示做出中指突起的手勢，頂在右側V字區——鼠蹊部的中心點，如同尋找髖關節中心點般輕輕推壓。

⑥以髖關節和腳跟為軸心，在四十至六十度的範圍內轉動腳跟，努力找出髖關節中心點。

這時髖關節會在左手和右手之間移動。在尋找移動物體的過程中，慢慢掌握正確位置。右手壓住大轉子所獲得的訊息左手中指推壓中心點所獲得的訊息，以及髖關節及其周圍內部感受到的訊息——大腦會努力整合這三種訊息以找出髖關節的正確位置。也就是進行「這是什麼？這是什麼？」「啊，可能是這個吧！」「就是這個。」「中心點又在哪裡呢？」這一類的思考作業。

這個方法的重點在於像這樣誘導大腦運作。

尋找單側髖關節所需時間以三十秒至一分鐘左右為基準，一分鐘後再切換至另外一側的髖關節，重複①至⑥的步驟。

轉動腳跟時，請跟著喃喃自語「轉動轉動，轉動轉動」。嘴裡跟著念比較容易產生以髖關節和腳跟為中心點的軸心感，這個軸心感有助於促使髖關節覺醒。

在體育運動各種場景中，軸心本身也與下半身雙腳各自的軸心有密不可分的關係，由此可知這個軸心感具有雙重意義。

之二　坐姿①

除站姿外，坐在椅子上的坐姿也能進行「髖關節檢測法」。

①坐在椅子上，張開雙腳與腰同寬。膝蓋繼續向外側張開至約膝蓋厚度一半的距離。這個步驟的訣竅同樣是想像自己坐在美麗銀色地心的上空六千公里處。

②右手擺出L字形，上下顛倒後從身體側邊抓住大轉子。

坐姿情況下，因髖關節呈彎曲狀態，只要抓住彎曲弧度最大的地方就是大轉子。請大家特別留意，不小心抓到太前側的部位，可能會抓到大腿。比起腰部正側面，應該比較接近臀部的地方，請大家記住這種感覺。

●髖關節檢測法　之二　坐姿①

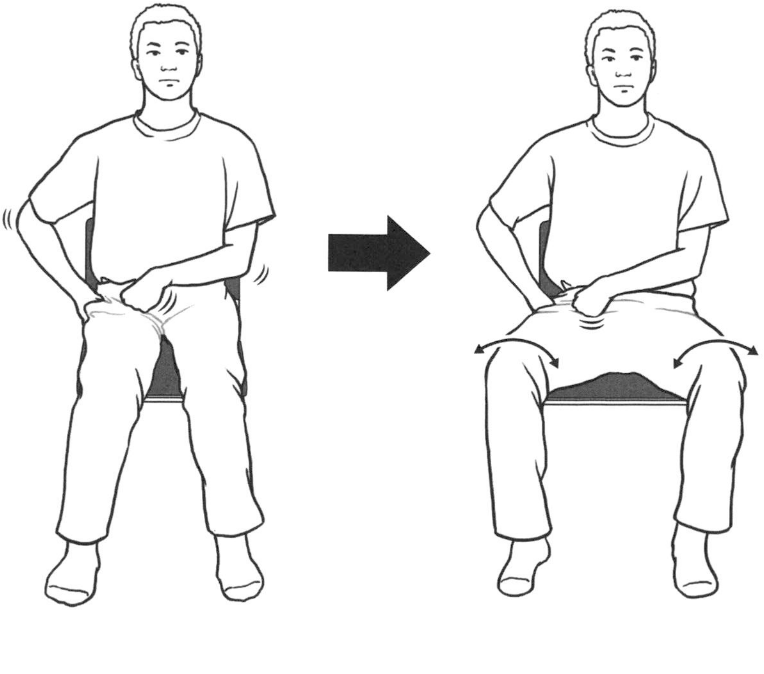

③和站姿時的步驟一樣，左手做出中指突起手勢並頂在右側V字區——鼠蹊部的中心點，如同尋找髖關節般輕輕推壓。坐姿情況下，髖關節彎曲會導致大轉子與髖關節之間都布滿肌肉，所以必須再往深一點的地方尋找。

④坐姿狀態下，並非以腳跟為軸心來轉動雙腳，而是維持足底外側貼於地面，讓足底中央至內側部分時而貼地時而離地。

亦即各以兩側的髖關節為中心點，反覆進行左、右側股骨的內轉運動與外轉運動。內轉／外轉運動的範圍大概是十五至二十度。

⑤在內轉／外轉運動過程中，活用從左右手獲得的訊息，以及來自腰部的訊息尋找髖關節的中心點。

⑥進行三十秒至一分鐘後，尋找另外一側的髖關節。

有足夠的訓練時間時，請嘗試反覆進行數個回合，兩側各一遍為一個回合，一遍一分鐘。

重要的是抓握大轉子的手，以及推壓鼠蹊部中心點的手指，左右側互相切換時，務必重新擺出正確手勢。特別小心習慣成自然，自然會變成隨性，因此每次都務必要確認手勢形狀的正確無誤。手勢形狀失真，手的探索功能會下降。訓練關鍵在於每一次都做出正確手勢，每一次都確實抓握、推壓正確位置。

要讓第二次比第一次的位置和深度更正確。當然了，第三次要比第二次好，第四次比第三次好……多下點工夫讓成果一次比一次更好。

我們身為科學家，習慣凡事用實驗加以驗證，當我指導運動選手使用這種方法時，對於一些不擅長這些手勢的男性選手，我通常會直接站在他們身後，協助抓握選手的大轉子，讓他們試著去推壓鼠蹊部中心點。

儘管大腦接受到的訊息並非來自選手本人的手，但他也確實感覺得到髖關節的位置。畢竟我的經驗豐富，抓握方式相對較好。

曾經有好幾位選手這麼說：「哇啊~比起我自己抓握、推壓，高岡先生一出手讓我更清楚知道髖關節的所在位置。」

換句話說，大轉子的抓握和用手指推壓鼠蹊部中心點的方式都需要高深技術。

只要不斷反覆練習，按壓技術就會愈來愈好。為了確實掌握髖關節的位置，最重要的就是必須按對地方。

之三　坐姿②（腳跟旋轉坐姿）

接下來，要介紹另外一種坐姿下的檢測版本。

淺坐於椅子上，上半身向後靠，讓雙腳向前伸展。

由於雙腳向前伸展，檢測方法基本上等同於站姿，一手壓住大轉子，另外一手用中指推壓髖關節，在按壓狀態下，腳跟以髖關節為軸心進行繞軸旋轉運動。

之四　仰臥姿（腳跟旋轉仰臥姿）

躺臥在地，在仰臥姿勢下進行髖關節檢測。原則上是單側腳跟輪流以髖關節為軸心進行繞軸旋轉運動，但單腳旋轉時，另外一隻腳不自覺跟著轉動也沒關係。

髖關節檢測法的重點

對於願意花時間進行檢測的人，上面四種方法都很適合。但如果是在各種練習場合、與體育運動有關的場合裡，站姿下的檢測會比較合適。

只要熟能生巧，就有辦法做到瞬間確認手勢形狀，一秒內開始進行髖關節檢測。即便已經站在運動場或球場上，也只需要空檔時間的二、三秒至十秒左右，就有機會進行髖關節檢測。

舉例來說，五對五的籃球比賽中，球出界後等著傳進球場內的短短二、三秒內，就可以趕緊進

●髖關節檢測法　之三 坐姿②（腳跟旋轉坐姿）

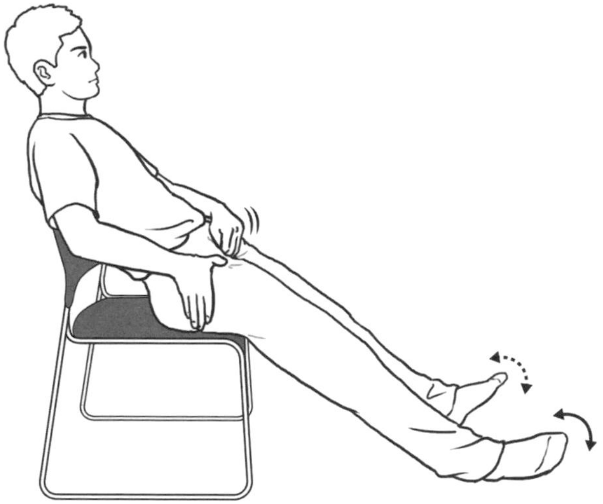

●髖關節檢測法　之四 仰臥姿（腳跟旋轉仰臥姿）

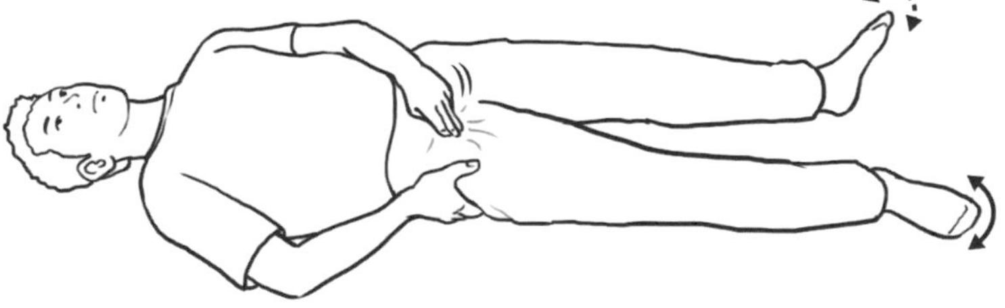

行髖關節檢測，善用這些零碎時間以提高運動表現力。

同樣的道理，鍛鍊肌肉時的空檔、伸展運動時的空檔，一天之中有不少機會做上好幾回的髖關節檢測。二秒至十秒都無妨，試著在運動練習的零碎時間裡多做幾次。站著就有機會進行檢測。久而久之，我們便能培養出隨時意識髖關節位置的能力。而這個「隨時」也包含擁有一個足以確實掌握髖關節位置的大腦，這才是真正的關鍵所在。

運動科學中將這種能夠從身體內側掌握關節的腦稱為「關節腦」，而能夠從身體內側掌握髖關節的腦則稱為「髖關節腦」。

熟練髖關節檢測法就能打造出優秀的「髖關節腦」，何樂而不為呢？現在就來嘗試一下吧。

斜向交叉（髖關節斜向交叉搖動緩解法）

以「內中」（UNA）＝足底中心點站立

①採取站立姿勢。

想像自己站在美麗銀色地心的上空六千公里處，採取NPS站姿（自然平行站姿，Natural Parallel Stance）。

採取NPS站姿時，先用手指刺激足底的脛骨正下方處（「內中」＝UNA）。

這個名為「內中」的部位是足底的正中心點。運動科學對足底的中心位置眾說紛紜，某段時期曾經有不少人提出足底中心點是拇趾球的相關看法，但我很早以前就主張拇趾球只是實際活用上的中心點，「內中」才是真正的足底中心點，而如今「足底中心點並非拇趾球」也已經成為全球公認的論點。連接「內中」和轉子（髖關節中心點）的直線各是雙腳的軸線＝「腳中心線」，而左右腳的腳中心線相互平行的站立方式，在運動科學上稱為自然平行站姿＝NPS站姿。

結合最自然、最貼近真理的Natural和腳中心線互相平行的Parallel所形成的站姿Stance，就是NPS站姿。

至於為何說「內中」是足底的真正中心點，是因為「內中」位於脛骨正下方。脛骨下方有距骨，但距骨非常短，若說要思考靜止狀態下該由哪個部位來支撐身體才合理，其實想都不用想，支撐體重的骨骼當然非脛骨莫屬。脛骨前後各有脛前肌和小腿肚（小腿三頭肌），站立時的重心來到脛骨正下方處的前方，小腿肚必須施力，不這麼做的話，身體會因為力矩的關係而向前傾倒。另一方面，若以「內中」後方的腳跟骨骼（跟骨）站立，身體則會如後仰般向後傾斜。為避免這種情況發生，脛前肌必須用力才能保持身體的靜止站立。

換句話說，重心落在「內中」以外的部位時，無論向前傾或向後倒，都必須額外施力才能保持平衡。這個道理同樣適用於向左或向右。

簡單說，移除「內中」的話，重心會為脛骨提供力矩以支撐體重。而有了力矩，就需要作用力，脛骨周圍、甚至股骨周圍、髖關節周圍的肌肉都必須作功施力，人體才能筆直站立。軀幹也是同樣道理，移除「內中」後產生的力矩，需要肌肉額外作功來產生力量，即便這力量小而微弱。

像這樣必須額外浪費力量的站姿，根本稱不上是基本站立方式。

相反地，依不同支撐重心的足底位置來站立，就有可能不需要特別施力就能站得很好。

儘管為了站立，在最後關頭需要一些肌力協助，但畢竟產生力矩會連帶促使肌肉產生比所需量更多的肌力，而這些多餘的肌力往往是白費且沒有意義的。綜合上述幾點，需要多餘肌力的站立方法，其標榜的足底中心不可能是最根本的足底中心點。

NPS才是真正不會白費力氣的站姿。

事實上，光靠基礎站姿不可能構成體育運動，而人類的普通身體動作也並非只有基礎站姿，基礎站姿終究只是基礎，唯有透過更多進一步現實的、具體的、活用的站立姿勢，我們人類才得以生存。

絕大多數的體育運動站姿中，足底中心位在比「內中」稍微前方一點的位置。

即便是靜止不動的瞬間，足底中心也幾乎不會是拇趾球，而會落在「內中」與拇趾球之間。

我們實際跑跑看，使用最近流行的以腳掌前端著地的前掌著地跑法，應該會發現具體的足底中心落在前腳掌部位。

愈優秀的選手，大腦愈是機靈，以運動選手為例，在來自地球中心＝地心的重力作用下，具備能夠在所有瞬間正確感測重力的大腦，是成為優秀選手的必備條件之一。

而愈是優秀的選手，他們的大腦愈是能隨時掌握足底的基本中心，並且清楚知道「現在（跑步時）以活用中的足底中心，也就是以拇趾球周圍著地，或者以前掌部位著地」。

身為研究人員、運動員和運動員指導者，務必理解這個雙重結構。

凡事不會只有單一層面，如果運動界還不確實理解這個道理，將會被其他學術領域遠遠拋在後頭。物理學、化學、遺傳生物學等，存在許多非常驚人的多層結構與系統，相關領域的研究人員也都十分理解且不斷進行各項研究。

相較之下，我不得不說，體育運動領域的研究與實踐真的非常緩慢且落後。

現在讓我們回到主題——「斜向交叉」的具體做法。

首先，請大家採取ＮＰＳ站姿。

②兩手各自擺出中指突起手勢，並用中指各自推壓左右兩側的Ｖ字區＝鼠蹊部中心點。

③先從意識右側髖關節開始，輕輕搖動指尖（搖動緩解運動）。

縱向、橫向、斜向，以不同方向輕輕搖動手指。

④這個輕輕搖動的動作看似簡單，卻相當困難，所以這裡要追加「嘰哩呱啦法」。用中指觸摸一下位於深處的髖關節中心點，以像是讓髖關節中心點嘰哩呱啦說個不停的概念輕輕搖動指尖。

訣竅在於嘴裡要喃喃自語「嘰哩呱啦，嘰哩呱啦」。

不喜歡發出聲音念著「嘰哩呱啦」的人，不念也沒關係。這個動作好比搔癢，嘴裡念著「咯吱咯吱，咯吱咯吱」也可以。當然了，想要安靜不發一語地操作也絕對沒有問題。

但根據科學實驗的數據顯示，願意邊做邊念著「嘰哩呱啦」的人，他們的髖關節發展速度比那些寧可沉默不語的人足足快上三至五倍。

厲害的教練指導選手時，往往也會使用一些擬態語下達指令，如「要『啪』一下乾脆俐落地打擊出去」、「再『咚』一下紮實地穩穩站好」、「動作要再『咻』地快一點」，以較為傳神的方式來轉達動作本質和指定動作的例子非常多，我們可以稱之為擬態語運動效果。

這樣的效果已經獲得科學上的實證，所以進行「斜向交叉」訓練時，盡可能嘴裡喊出「嘰哩呱啦，嘰哩呱啦」才能獲得較好成效。

⑤嘴裡念著「嘰哩呱啦，嘰哩呱啦」，輕輕搖晃右側髖關節，然後讓右側髖關節再向右移動。

⑥達到右側可動範圍的百分之三十左右時，嘴裡慢慢念著「嘰哩呱啦」，並讓右側髖關節回到原本位置。接著換左側髖關節，同樣嘴裡喃喃自語「嘰哩呱啦，嘰哩呱啦」，並讓左側髖關節向左移動。左右側交換各重複進行三次。

⑦接下來稍微困難一些。

兩側一起「嘰哩呱啦」。

同時意識左右兩側的轉子原本就是一件很困難的事，所以髖關節向右移動時，先讓「右側轉子嘰哩呱啦」，接著「左側轉子嘰哩呱啦」的同時，讓髖關節進一步向右移動。而向右移動的同

●斜向交叉（髖關節斜向交叉搖動緩解法）

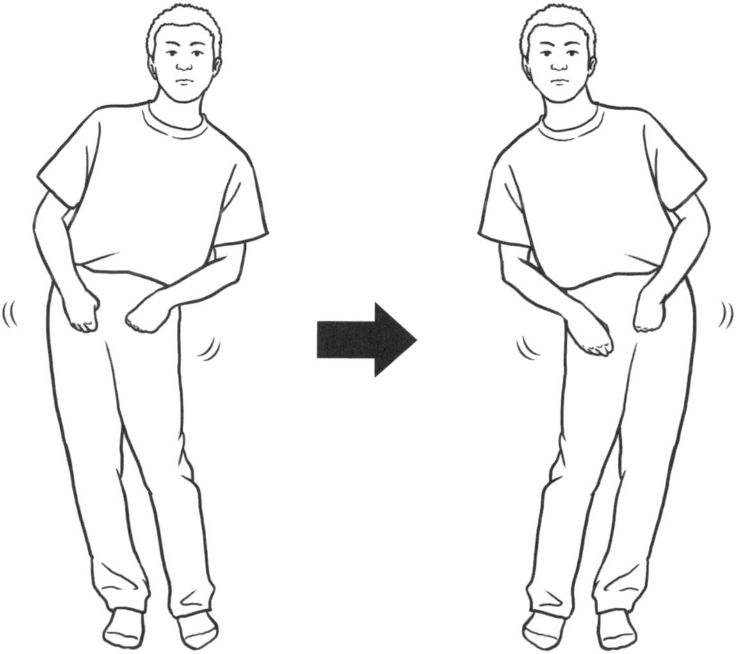

「內中」（UNA）的位置

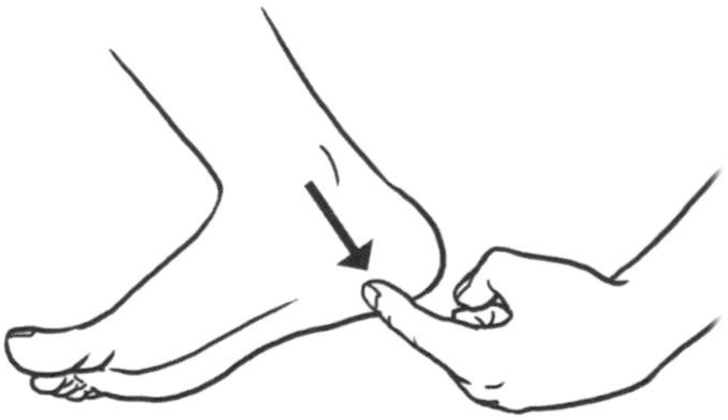

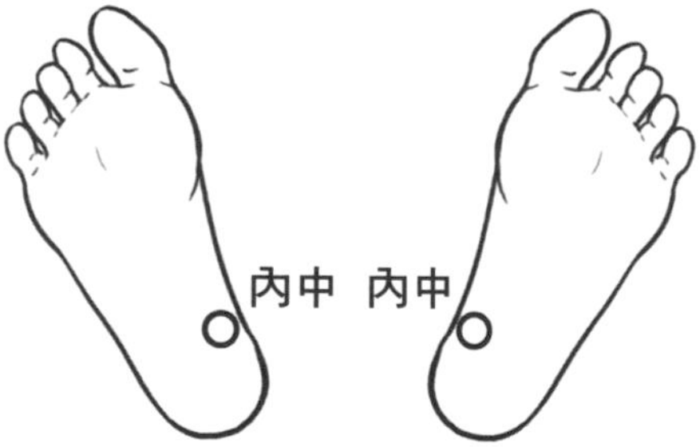

※「內中」取名自「內側」（ウチ，UCHI）和「中間」（ナか，NAKA）

時，「右側轉子嘰哩呱啦」、「左側轉子嘰哩呱啦」，髖關節繼續再向右移動。

⑧接著慢慢恢復至原本的位置。通常愈往外側移動，會因為髖關節外側的外展肌、臀中肌伸展而產生阻力（訓練時只要移動至可動範圍的百分之三十左右就好），導致不容易向外側移動，也不容易活動。因此要逃離這雙重困難恢復至原本位置時，根本無暇顧及嘰哩呱啦的動作，多的是以最快速度回到原位的人。然而有辦法自我控制，慢慢循序漸進恢復原位的人，肯定會較他人有更好的訓練成效。

⑨慢慢恢復至中間位置後，接著改朝向左側移動。向左移動的同時，依序「左側轉子嘰哩呱啦」、「右側轉子嘰哩呱啦」、「左側轉子嘰哩呱啦」、「右側轉子嘰哩呱啦」，一直移動至左側髖關節可動範圍的百分之三十左右就好。

⑩恢復至原位時也要放慢動作，「左側轉子嘰哩呱啦」、「右側轉子嘰哩呱啦」、「左側轉子嘰哩呱啦」、「右側轉子嘰哩呱啦」，不要忘記這樣的步調和順序。

左右兩側同時進行「嘰哩呱啦」般的轉動其實很困難，所以左右側移動的同時，交替進行「右側轉子嘰哩呱啦」和「左側轉子嘰哩呱啦」。

不斷努力訓練，假以時日就能既精準又高度意識兩側的轉子，並讓大腦成為優秀的髖關節腦。

透過訓練讓大腦能夠更清楚且鮮明地掌握髖關節中心所在，這也是非常重要的關鍵。

斜向交叉的重點

在這項訓練中，訣竅是放鬆。

如前所述，髖關節往右外側、往左外側移動時，臀中肌等外展肌群的緊繃會干擾動作進行，因此最重要的是放鬆，不施力。

若有人做不來斜向交叉的搖動緩解運動，肯定是因為這些人無法放鬆外展肌群，畢竟外展肌群一用力，便無法順利完成這項運動。

換句話說，在髖關節四周圍肌肉緊繃僵硬的狀態下，絕對無法進行搖動緩解運動。

為什麼肌肉僵硬就無法進行搖動緩解運動呢？讓我們從科學的角度來加以說明。

簡單以垂直方向的搖動緩解運動為例，上升時的肌肉使用方法和下降時的肌肉使用方法不一樣。上升時使用髕旁肌群，下降時則必須讓髕旁肌群放鬆。以較快的節奏進行上升／下降運動，髕旁肌群等肌肉也會以較快的速度反覆交替收縮與鬆弛。

不只髕旁肌群，如果髖關節周圍的所有肌肉並未依循運動方向進行正確的收縮／鬆弛，做再多再久也沒意義。從這一點看來，斜向交叉運動真是一點也不簡單。

髖關節周圍的肌肉結實精壯，乍看之下很強大，但對於放任肌肉僵硬的人來說，斜向交叉會是一項棘手的訓練。

引言中也曾經說過，髖關節的反應遲鈍也是造成髖關節周圍肌肉僵硬緊繃的原因之一。

因此，無法順利做好橫向交叉運動的人，更應該克服這巨大困難，將這項運動練習到熟能生巧。

我曾經指導過日本代表隊的選手、世界頂尖選手等多種領域的運動員，也實際讓他們進行斜向交叉運動，在絕大多數情況下，能否成功做到斜向交叉會與這些選手的等級相符合。

比起雙腳橫向張開的伸展柔軟度與選手等級之間的關係，能否做到斜向交叉更具有無可比擬的高度對應性。

讓各處「連動」

進行搖動緩解運動時絕對需要高強度放鬆而來的肌肉收縮與鬆弛，至於要如何體會高強度放鬆，最重要的是「想像自己站在地球中心＝美麗銀色地心的上空六千公里處」的感覺。

換句話說，做不好搖動緩解運動的人、髖關節周圍僵硬的人，都是沒能好好站在地心上空六千公里處的人。

最近運動員的世界裡開始流行「連動」這句話，「肌肉和肌肉之間具有連動性」、「身體的這裡和這裡也會產生連動」等見解也開始廣為流傳。

這是個非常好的趨勢，站立和放鬆與搖動緩解運動環環相扣。運動並非單靠某個部位努力就能完成。說「胸大肌夠強壯才會有強大的揮臂力量」等於「（棒球）投得出好球」這種話是極為荒謬的，事實上要透過好幾個部位和要素的連動，才得以投擲出一顆好球。

而說到連動的概念，地球上就有個最巨大的連動表現。

那就是連結地球中心和人類所有部分之間的最大連動。換成是球類運動的話，還要加上球本身。這些全都必須與地球中心＝地心產生連動才行。

不能做到連動的人，將會是不擅長運動的人、無法成為優秀選手的人、終究成不了世界第一的人。這一點相當重要，請大家務必牢記。

腳橫開法（伸直緩解系列＝伸展系列）

腳橫開法有四種模式。

開始這項訓練之前，務必先進行髖關節檢測法，稍微做一下也好，先意識髖關節中心的轉子所在位置後再開始。

之一　兩腳屈膝橫開法

①首先是坐地姿。類似席地盤腿動作，但左右腳足底要彼此貼合在一起。

不是隨便坐著就好，訣竅在於像是「用坐骨立在」美麗銀色地心的上空六千公里處的感覺。

②如同要揉搓鬆開轉子般仔細觸摸右側轉子。

掌握髖關節中心＝轉子並使其甦醒，身體會隨之變柔軟。

相反的，若施加無謂的力量，反而容易導致身體某些部位難以放鬆，但是這些情況髖關節都無從得知。

由於肌肉具有容易受到周圍關節影響的有趣特性，若能將大腦打造成關節腦，亦即能夠確實認知關節並掌握精準位置，關節周圍的肌肉便能真正放鬆，處於不施力的狀態。

這種情況屬於運動生理學的深層「連動」。

③鬆開右側轉子後，以同樣方式鬆開左側轉子。

④放開手讓膝蓋稍微上下晃動一下。

動作絕對不要過於激烈，意識轉子的同時，輕輕地上下晃動大腿至膝蓋、小腿、小腿肚。

這時不需要觸摸轉子，因為事先進行過髖關節檢測法，即使沒有直接觸摸，應該也能意識到轉子的存在。

由此可知，髖關節檢測法也可以應用在這裡。

除坐地姿外，蹲踞姿勢下也能進行兩腳屈膝橫開法運動。

像這樣有規律地上下移動，其實就是簡單的動態伸展。

另一方面，運動過程中多花一些時間用手將膝蓋壓至地板上，就會從動態伸展變成靜態伸展。

通常我們進行伸展運動時，指導員會說「將注意力擺在被拉長的肌肉上」，這樣的作法並非不好，只是以開發關節腦為目的的話，不將注意力擺在關節上，效果會大幅減半。

從這一點看來，開發髖關節的所有方法中，最重要的還是髖關節檢測法。

若使用這個方法還無法成為具有髖關節腦的人，就算進行其他各種訓練方式，也可能依然無法充分活用。

因此，進行腳橫開法的動態伸展時，務必事先進行髖關節檢測法，將注意力擺在髖關節的同時，一邊進行動態伸展。

近似實際動作的伸展運動

大家可以做個實驗，進行動態伸展時完全不要在意髖關節。

也就是先嘗試動態伸展時不要將注意力擺在髖關節上，幾個回合後再改回正確版，在意識髖關節的狀態下進行動態伸展。

有什麼感覺嗎？是不是覺得和放鬆不施力時完全不一樣？

而且在意識髖關節的狀態下，膝蓋和地板之間的距離應該會縮短。

體育運動中所具備的運動條件應該就像這樣。

動態伸展中完全不意識髖關節，只是一味埋頭苦幹的人，通常在自己的專業領域中也會有類似的動作。而這些動作既沒有傑出的品質，相比於頂尖運動選手，也只能算是拙劣的運動表現。

上述的觀念非常重要。

為求在運動場上有更好的運動表現，日後大家進行訓練時，要首重高品質的訓練，動作質量遠

●之一　兩腳屈膝橫開法　坐地姿

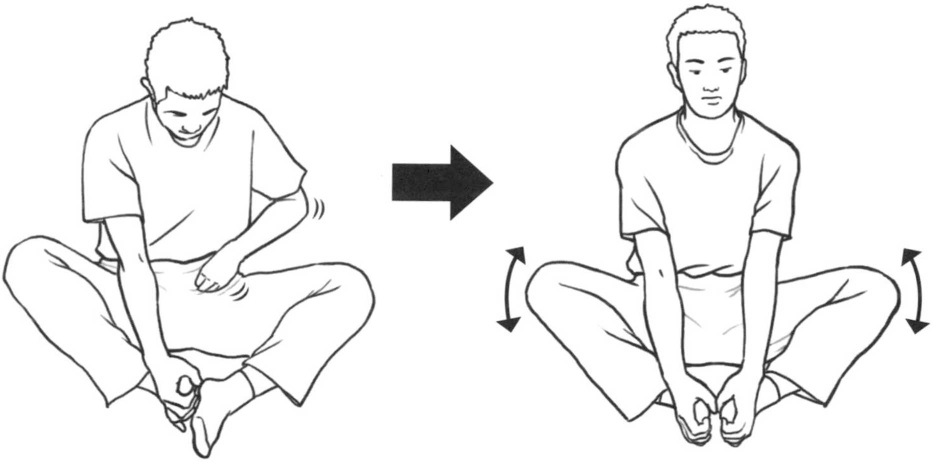

●之一　兩腳屈膝橫開法　蹲踞姿

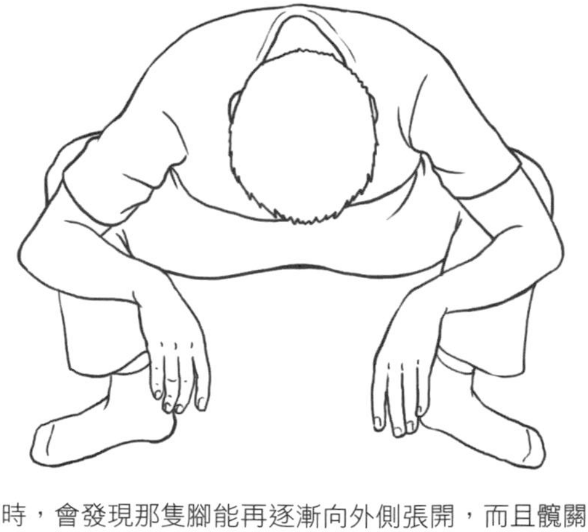

只摩擦單側髖關節時，會發現那隻腳能再逐漸向外側張開，而且髖關節也會宛如下沉般再逐漸往下降。

比動作數量來得重要。

之二　單腳屈膝橫開法

①坐在地上，右腳向側邊伸直，左腳彎曲讓足底貼在右腳大腿根部。伸直右腳會連帶拉長膕旁肌群等內收肌群。若覺得緊繃不舒服，建議暫時彎曲並放鬆一下伸直的腳。

②在彎曲狀態下使用中指突起手勢按壓右腳鼠蹊部中心的轉子，好比尋找轉子的位置般轉動手指，並促使轉子放鬆。

隨便轉動一下鼠蹊部，其實不會有太大效果。這項訓練的目的是為了讓大腦能夠更精準地掌握髖關節的位置，所以訓練訣竅在於邊尋找髖關節的位置，邊轉動轉子。

③請再次伸直右腳。

現在覺得怎麼樣呢？是不是覺得右腳不再緊繃，伸直腳時也變得輕鬆許多呢？

感覺身體某個部位僵硬緊繃時，摩擦肌肉是正確的解決方法。摩擦緊繃的肌肉具有十足放鬆的效果。

●之二　單腳屈膝橫開法　坐地姿

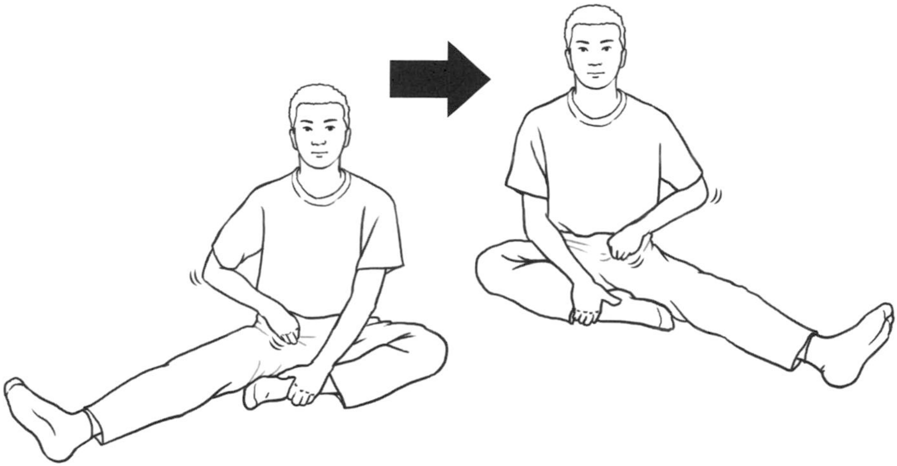

●之二　單腳屈膝橫開法　蹲踞姿

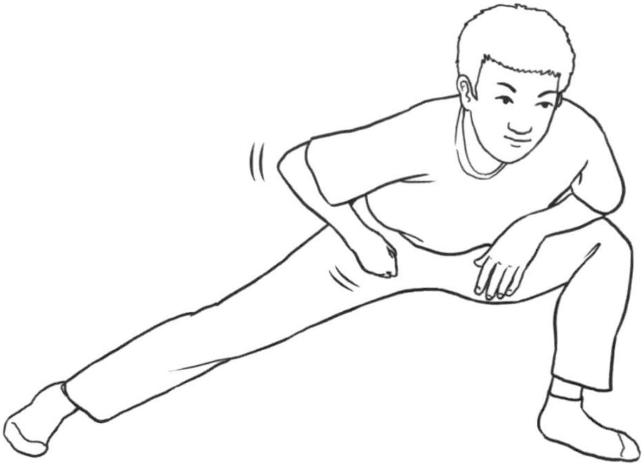

但放鬆肌肉橫跨的髖關節並加以刺激，讓大腦確實了解關節的存在，反而可以得到更大的效果。

這就是開發關節腦的最大成效。

除了坐在地上外，蹲踞姿勢下也能進行單腳屈膝橫開法。

大腦和關節相連結

運動科學家和指導者深知肌肉和大腦相連結，但他們卻不曾想過關節和大腦其實也緊密相連。正如剛才的體驗，相信大家已經明瞭大腦和關節之間有著密不可分的關係。

大腦清楚掌握關節，肌肉完全放鬆，這就是世界頂尖運動員的大腦與關節間的狀態。

大腦清楚掌握關節，確實做到肌肉放鬆，並且不產生無謂的肌力以干擾動作進行，如此一來就能輕鬆上提／下放屈膝的腳。

比較用手指放鬆髖關節之前與之後的狀態，應該能清楚感受到確實有一股干擾動作進行的力量存在。

不明就裡的人可能認為「無法順暢活動是因為身體僵硬」，然而只要促使關節腦覺醒，動作勢必會變得柔軟順暢。

其實動作僵硬並非單純的身體僵硬所致，最主要的原因是大腦使身體緊繃僵硬。大腦未能正確掌握關節，才會下達指令使關節及其周圍的肌肉因收縮而緊繃僵硬。

在二〇一八年世界盃足球賽的分組賽（葡萄牙出戰西班牙）中，葡萄牙籍的C羅大玩帽子戲法，那時候他的大腦肯定將關節掌握得十分透徹，尤其是髖關節，正因為準確掌握，才能在絕佳定位上適時放鬆以做出精準無比的射門。

C羅在第二場比賽中也極為活躍，但當時三十三歲的他也開始出現腦疲勞現象。特別是關節腦疲勞，因此身體開始慢慢僵硬。

這並不是身體疲勞所造成，而且頂尖選手會進行間歇訓練，理當不會留下身體疲勞的問題。在前兩場比賽中，C羅的表現較平常活躍，就某種角度來說，他過度使用關節腦，導致之後的比賽中無法再現初場比賽的敏捷動作。

之三　單腳外展屈膝單腳伸直法

①先坐在地上，右腳屈膝，內轉的同時外展，而左腳則向前伸直。

②使用中指突起手勢，如探索髖關節所在位置般推壓，促使右側髖關節放鬆。一旦右側髖關節變鬆軟，進行內轉和外展運動時也會變得更輕鬆，而且還能明顯感覺到軀幹輕鬆直立。接著左手

離地，用手指推壓以放鬆左側髖關節，不僅左腳輕鬆向前伸展，軀幹也變得更加挺立。

③左右腳交換。

試著左右腳都進行單腳外展屈膝單腳伸直法，相信大家能夠感覺出髖關節周圍多餘的施力與緊繃。而且隨著推壓以放鬆髖關節的探索動作，髖關節會好比從周圍組織中獨立出來。

這個反應即為關節腦正在逐漸發展中的證據。

然而進行伸展運動時，勢必有某些部位會因緊繃而產生阻力。

關於這些部位，請大家將其理解為肌肉本身較短、容易僵硬，或者是肌肉本身的生理性收縮所導致。

我認為伸展其實就是一種不斷騙過肌肉，使其伸長再伸長的作業。

當然了，透過呼吸法的吐氣、控制潛意識、摩擦僵硬部位，都能有效緩解阻力。

然而最根本的問題還是在於與骨骼（支撐人類肌肉的支持組織）相連結的大腦。這個「骨骼腦」才是真正決定肌肉形式的根基。

之四　雙腳屈膝後折橫開法

①先採取坐姿，左腳處於內轉外展狀態。右腳屈膝置於身前。也就是雙腳屈膝狀態下，一腳在

前，一腳在後。

這個姿勢有助於伸展髖關節。

②擺出中指突起手勢，如探索髖關節般輕輕推壓。

訓練至此，大腦或許會開始感到疲勞，進而使探索方法變得有些隨便，所以現在讓我們換個不一樣的姿勢，請大家再次集中精神尋找轉子。

確實掌握轉子，再加上關節腦開始運作，放鬆不施力便能促使髖關節伸展。

尤其這個屈膝後折的姿勢容易讓髖關節靜止不動，但只要喚醒髖關節並讓髖關節伸展，骨盆自然會下降。

這不是按摩，也不是摩擦放鬆。

這是一種探索方式——「髖關節探索法」。

尋找髖關節在哪裡、思考髖關節呈什麼形狀，在探索髖關節的過程中，髖關節就會愈來愈柔軟。

這是日本初次公開的「關節腦開發法」。

足球是最典型的範例，想要突破對方的防守牆，勢必得先放鬆自己體內的力量。

這並非來自體育運動界的啟發，而是傳襲自日本古代武術、室町時代的劍術教諭。這是劍術教學，無關伸展運動，自古有句口傳心授「想要劈斬對手，就要先讓自己的身體切割開來」。

在我們的身體中，只要肌肉或關節稍微僵硬而干擾動作，最終便無法展現出最棒的運動表現。

「讓自己的身體切割開來的感覺」才能產生最出色的運動表現。

這是「靈活髖關節」的目的地，也是我們的終極目標。

●之三　單腳外展屈膝單腳伸直法　坐地姿

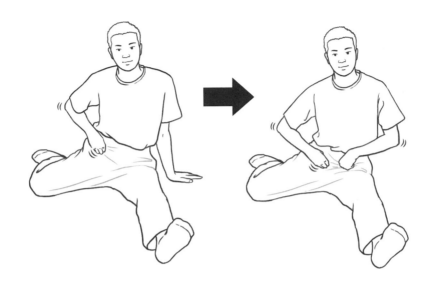

●之四　雙腳屈膝後折橫開法　坐地姿

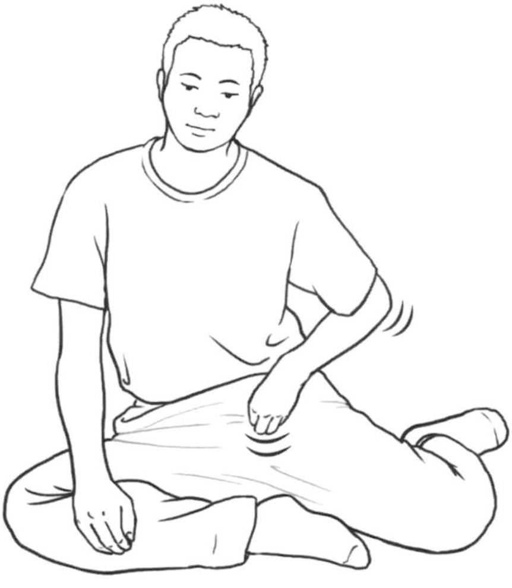

髖關節摩擦敲打法

之一　鼠蹊部（V字區）摩擦法

①想像自己坐在美麗銀色地心的上空六千公里處，用拇指以外的四指平擦鼠蹊部。摩擦時嘴裡念著「髖關節放鬆，髖關節放鬆」。

摩擦方式分為兩個階段。

第一階段從衣服上摩擦，像是指尖滑過布料般的摩擦方式。這是最一般的摩擦方法。

第二階段是「挪動式摩擦」。用手指再深入推壓，以試圖抓住衣服和鼠蹊部皮膚的感覺讓整體一起挪動的摩擦方式。這也算是一種用肌肉摩擦髖關節的方法，透過這種方法可感受直接摩擦髖關節的感覺。

更深入的「髖關節挪動摩擦」能帶來更大的效果。

之二　大轉子敲打法

①採取NPS站姿，想像自己站在美麗銀色地心的上空六千公里處。

②拇指以外的四指握拳。訣竅是從手掌側觀察時，握拳四指的第一和第二關節間形成方正的矩形。四指的重心全落在一直線上，像緊握軸心般握拳，最後再將拇指覆蓋於拳頭上。

③緊握拳頭後，以小指側的根部關節從身體側邊輕敲大轉子。並非以蠻力敲擊，而是要重質也重量，像單擺運動般輕敲。

④讓敲擊聲傳入髖關節裡，用心感覺敲擊聲響傳送到了哪裡。聲響若傳入髖關節中心處，試著笑著說「穿透了，穿透了」。想要有高度運動表現，這種會讓人展露笑容的感覺非常重要，所以我試著將它融入訓練中。

「笑」也是訓練的重點要素之一，而這個概

●髖關節摩擦敲打法　之一　鼠蹊部（V字區）摩擦法　腳伸直坐姿

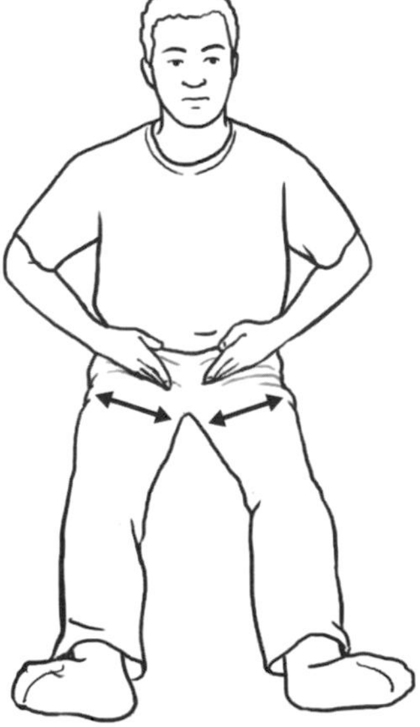

念最近開始受到矚目。並不是要大家單純呵呵笑就好，畢竟一邊呵呵笑，一邊從事體育運動是不可能的，重點在於集中精神下還能會心一笑的感覺。

最近奧林匹克選手常在比賽前表示「我想要好好享受這場比賽」，並在比賽後說「我享受了一場好比賽」，如果這全變成「我想要盡情地笑」或「我徹底笑過了」，那感覺可就天差地遠了。

他們試圖透過「享受」的表現來傳達身心本質，以生理學來說，就是「在集中精神的狀態下，也能會心一笑的感覺」。

⑤透過敲擊將拳頭重量經拳頭軸心貫穿至髖關節中心的轉子。

每次敲擊都要用心體會敲擊貫穿到了哪裡。

假設大家以髖關節檢測法為首，進行不少意識髖關節的訓練，相信大家應該已經發展出能夠確實感受敲擊聲響傳至哪裡的關節腦。

尤其會對傳送至中心處的聲響特別有感覺。

●髖關節摩擦敲打法　之二　大轉子敲打法

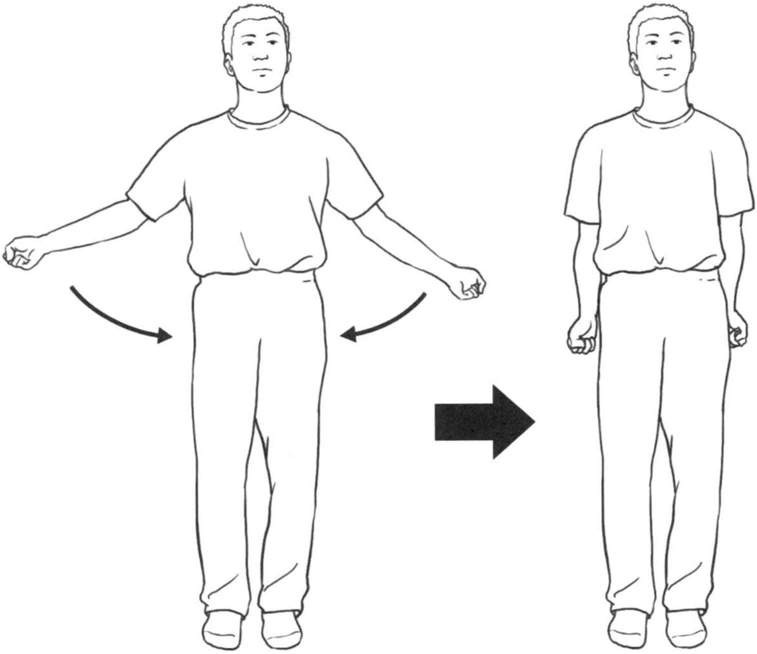

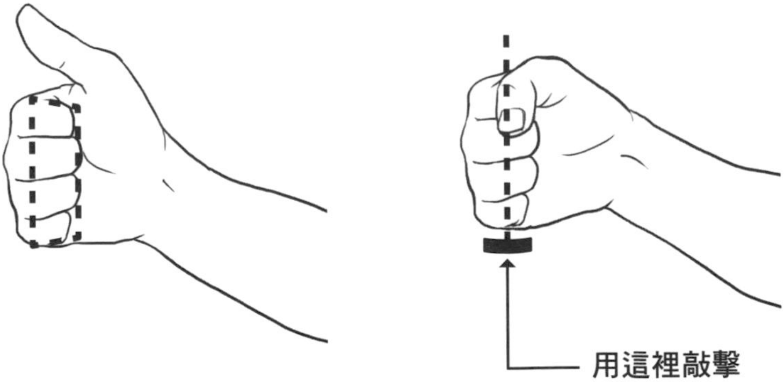

股骨迴旋緩解法

『之一　單腳站立之手扶壁支持法

①單腳的髖關節和膝關節大幅度彎曲，用雙手抱住膝蓋下方位置，抱著膝站在美麗銀色地心的上空六千公里處。

②髖關節周圍不要用力，並用心意識髖關節的中心點——轉子。

③單手扶在牆壁上，感覺著轉子並用手和膝蓋的力量讓股骨外轉。習慣這個動作後，試著練習同時使用雙手來外轉股骨。剛開始進行這項訓練時，請單手扶著牆壁並用單手轉動膝蓋。

④外轉股骨時確實感受轉子的存在。

⑤髖關節周圍慢慢變柔軟時，逐漸加大轉動膝蓋的動作。

並非讓身體大幅度擺動，而是加大以髖關節為中心點的腳的動作。

想要加大髖關節的動作，必須更確實且正確地感覺轉子的存在。

唯有這麼做才能維持身體平衡，一旦整個腰部一起動作，恐會導致軸心失序，亦即軀幹失去平衡。自由脊椎骨周圍的定律遭到破壞，會造成軀幹失去平衡。

⑥外轉到一定程度後，接著放鬆外展肌群以進行內轉運動。

內轉運動比外轉運動困難，也更容易造成軀幹失去平衡，運動時務必特別小心。

之二　單腳站之獨自站立法

接下來是不扶牆的獨自站立法。

獨自站立法分為單手與雙手兩種，雙手的難度極高，請先從單手開始。一開始就挑戰雙手，容易因為身體僵硬且忙於維持身體平衡，而無法達到有效的髖關節開發訓練。

●股骨迴旋緩解法　之一　單腳站立之手扶壁支持法

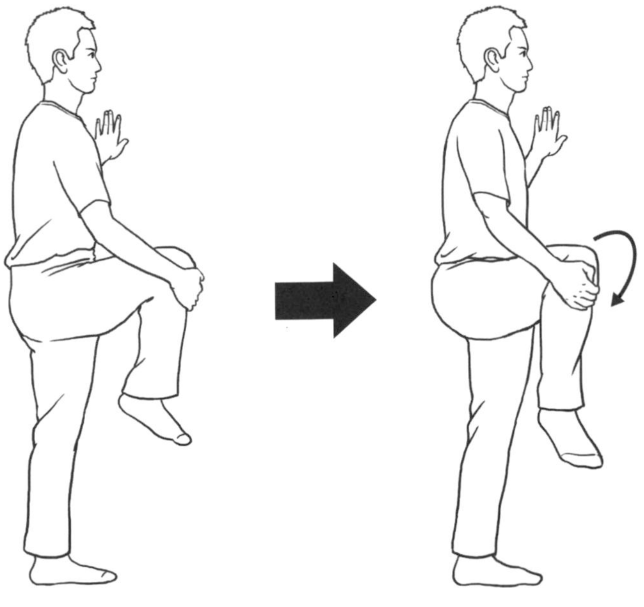

先從單手開始累積經驗，並且於正確掌握轉子所在位置後再進入雙手階段。更加確實掌握轉子的正確位置，也是希望大家能在各種不同狀況，各種不同身體姿勢下發展髖關節。

只要能做到徹底又完美的單腳站之獨自站立法，並且在這種狀態下用雙手轉動膝蓋，應該也能在其他任何姿勢下充分活用轉子。

然而事實上，一般人難以做到完美等級，所以還是建議大家繼續在各種姿勢下活用這個概念以進行各項訓練。

在之前介紹的幾種方法中，也針對骨盆和股骨間的角度關係進行了不少訓練，但如果能事先將各種體育運動的各種場景中會使用到骨盆與股骨間的角度、方向性等融入這些訓練中，將有助於呈現出更好的運動表現。

●股骨迴旋緩解法　之二　單腳站之獨自站立法・單手

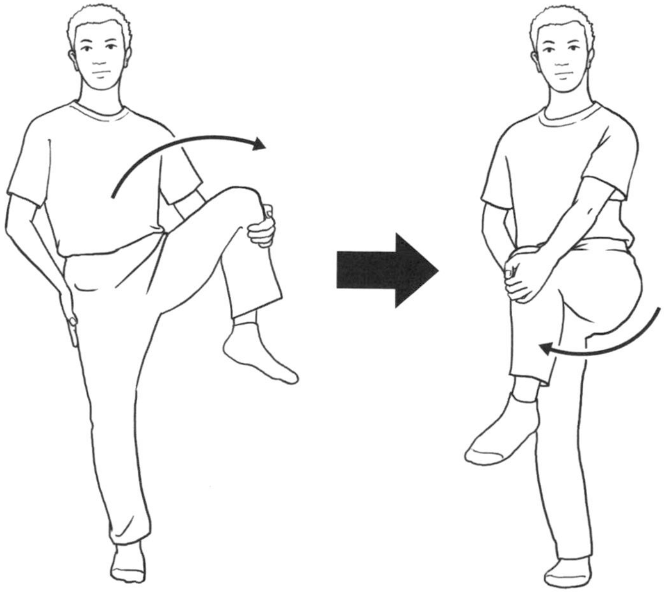

●股骨迴旋緩解法　之二　單腳站之獨自站立法・雙手

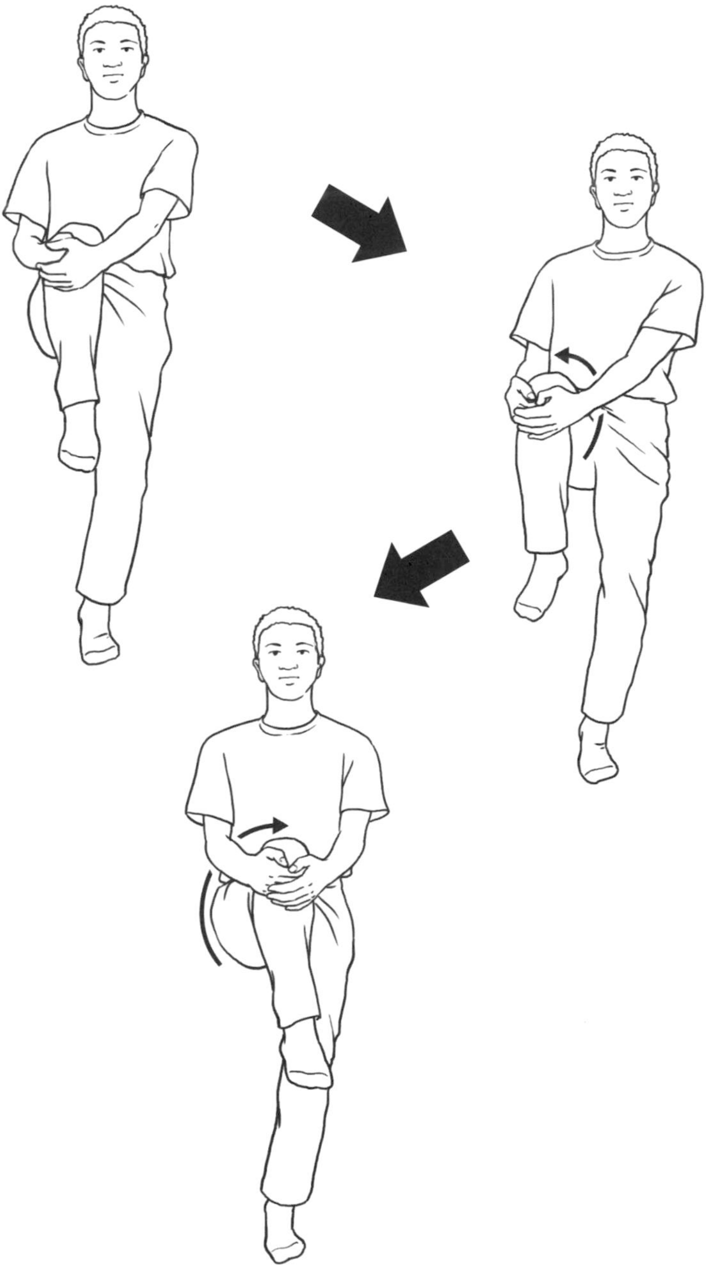

之三　椅子坐姿法

接下來要介紹的是坐在椅子上進行的股骨迴旋緩解法。

①坐在椅子上，從單手抱膝進行外轉運動開始。

坐在椅子上不需要用手扶著牆壁。即便使用雙手操作會比站立姿勢相對輕鬆許多，但還是請大家先從單手做起。

在坐姿下進行訓練，身體更容易放鬆，也更容易意識到髖關節的存在。

但絕對不能因為容易而停留在坐姿階段。

運動比賽中，甚至是平時的練習也幾乎都在站立姿勢下進行。雖然單腳站立所需條件更為嚴格，但具備單腳站立的能力非常重要。畢竟在體育運動中，「不想單腳站立」的話，根本別談什麼運動表現了。

由此看來，單腳站立的能力對運動員來說很重要，所以我們就從單腳站立法開始介紹吧。

另一方面，相信大家已經有所體驗，在單腳站立姿勢下以髖關節為中心軸，進行正確的股骨旋轉運動，其實比想像中還困難。

還有一件很重要的事，就是必須在大腦確實掌握髖關節中心的狀態下進行這些訓練（確實掌握髖關節中心，當然少不了……站在地心上空）。無視髖關節，不意識髖關節的存在，想在這種狀態下一邊保持平衡，一邊大幅度旋轉股骨，其實並非容易之事，但若是運動員的話，稍微努力一下可能還是做得到。

然而就算做得到也沒有任何意義。看清楚喔，這是沒有意義的。

單腳站立且站在美麗銀色地心的上空六千公里處，大腦確實掌握左右腳的髖關節中心，並且使其完全放鬆後進行股骨旋轉運動——唯有具備這種能力的人才能成為世界頂尖選手。

②完成左腳和右腳的外轉運動後，以同樣方式進行左右腳的內轉運動。

●股骨迴旋緩解法　之三　椅子坐姿法・單手

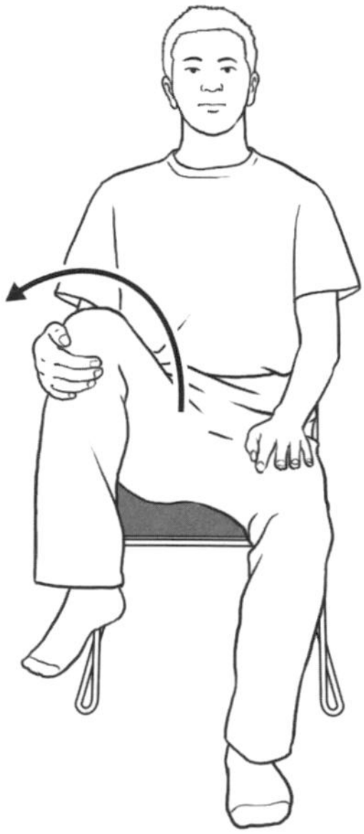

●股骨迴旋緩解法　之三　椅子坐姿法・雙手

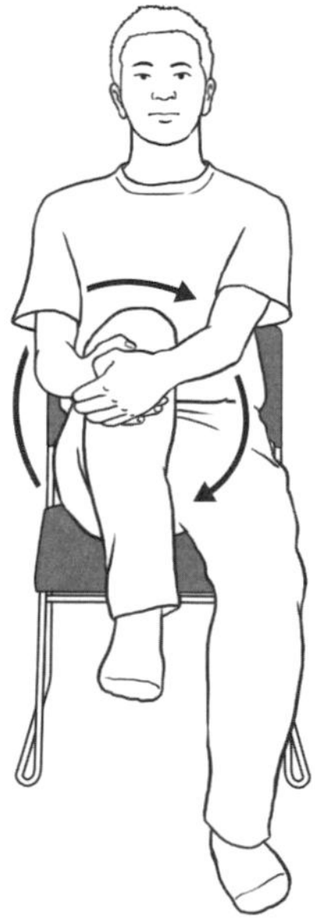

之四　仰臥姿勢法

最後一個方法是在仰臥姿勢下進行股骨迴旋緩解法。

①採取仰臥姿勢，想像自己躺在美麗銀色地心的上空六千公里處。若有感覺到「啊～好舒服」，就代表意象訓練很成功。

②先用單手協助股骨進行外轉運動。

如同先前的訓練，從簡單的單手操作開始。

具體而言，訓練目的若是喚醒髖關節，單手操作會比較簡單。畢竟雙手操作容易有身體卡住的感覺。

③同樣進行左右腳的外轉運動，以及左右腳的內轉運動。

由於真正的目的是開發髖關節腦，依照單腳至雙腳的順序，在徹底、正確意識髖關節中心，並且完全放鬆髖關節四周的狀態下操作才是最重要的關鍵。

●股骨迴旋緩解法　之四　仰臥姿勢法・單手

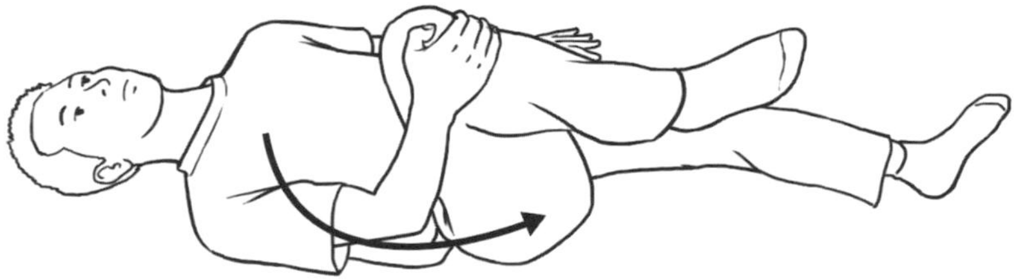

●股骨迴旋緩解法　之四　仰臥姿勢法・雙手

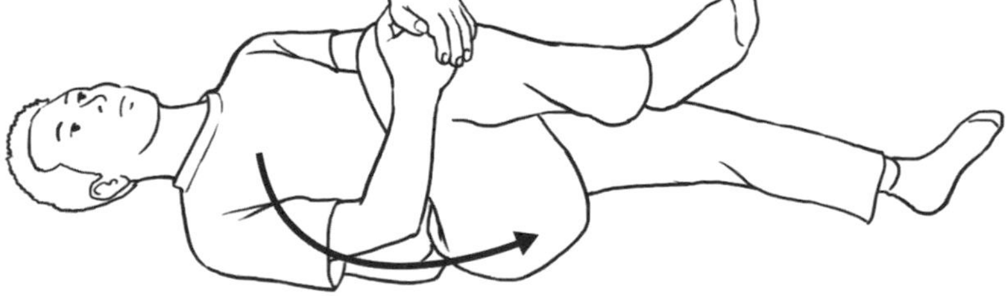

第2章

名為「內轉子」的最強將軍

——放鬆臀中肌！

髖關節用力將軀幹向前推送

日本運動員中屈指可數的髖關節善用者——鈴木一朗

我們先總結一下第一章的內容。

首先，我們的大腦其實不太清楚髖關節的所在位置。按照第一章的內容，實際用手指確認髖關節的位置，並且進行靜止站立與原地踏步的實驗後，應該能深刻體驗到「原來在這之前，自己一直在大腦無法從身體內側掌握髖關節位置的狀態下從事體育運動」。

這點十分重要，因此再次重申一遍。世界各種領域的頂尖運動員，例如鈴木一朗，他於二〇〇四年打破喬治・哈洛德・希斯勒所締造的美國職業棒球大聯盟單季最多安打紀錄，堪稱是日本土生土長的運動員中最擅長使用髖關節的一位。

身為運動科學專家，我完全能夠從鈴木一朗的動作中看到髖關節在移動。換句話說，即便他穿著整套棒球服，我仍舊能從衣服上看到髖關節的動作，明顯看出他正在活用髖關節。雖然他的體型偏瘦小，卻還是以頂尖選手之姿長期活躍於嚴苛的美國職業棒球大聯盟中，而這全歸功於他的優秀髖關節表現。

大家別忘記鈴木一朗不僅是打擊手，更擁有超級一流的跑壘和防守能力。除了體格、體力方面的身體先天優勢，更因為他的大腦比其他大聯盟的任何選手更能清楚掌握身體的關節（甚至是骨骼）和肌肉，因此才能獲得打擊王、盜壘王、金手套獎等為數眾多的殊榮。

所有關節中最重要的是髖關節，而髖關節同時也是反應最遲鈍的，但全盛時期的鈴木一朗正好就擁有敏銳的髖關節腦，因此他能靈活使用髖關節，進一步展現出高超的運動表現力。

若以鈴木一朗的髖關節腦等級為基準，同樣活躍於美國職業棒球大聯盟的大谷翔平，他的髖關節則處於未開發狀態。但反過來說，大谷的髖關節尚有相當大的開發空間。如我的上一部著作《肩胛骨》所述，大谷是個肩胛骨開發得相當有進展的選手，但比起肩胛骨，大谷的髖關節及相連至髖關節的骨盆，這兩個部位的開發程度相對落後許多。或許有人認為「可是大谷跑得相當快啊」，而我自己也曾在棒球網路媒體『棒球頻道（BaseBall Channel）』中評論過大谷的腳程速度。大谷的驚人速度全歸功於肩胛骨，這是因為我們人類的大腦具備源自四足類動物時代的「胛骼同調性」機制，亦即肩胛骨運作時，骼骨會同步動作。

那麼，為什麼大多數選手並未活用這機制呢？因為開關尚未開啟。人類大腦和身體的開關無法像電視、空調、電腦等電器製品，輕觸一下就能開啟。想要開啟人類的開關，必須透過訓練，在《肩胛骨》一書中我已經介紹過相關訓練方法。

大谷是一名肩胛骨開發程度相當高的選手，只要藉此讓骼骨也能順利運作，就能啟動「胛骼連動」，使跑步速度更上一層樓。

大谷翔平雖然可以使用「胛骼連動」……

進入本文之前，先讓我跟大家說件驚人的事。

大谷的肩胛骨極為靈活，順利啟動「胛骼連動」後，飛快的腳程讓他在大聯盟中備受矚目，但要改從髖關節側啟動「胛骼連動」的話，可能稍嫌能力不足。

聽我這麼說，可能又有人感到困惑：「既然能從肩胛骨側啟動胛骼同調性，進而在實際打擊或跑步時，透過胛骼連動以帶動骼骨，不就足以在練習或比賽中利用不斷反覆的胛骼連動來開發骼骨了嗎？」

這麼說確實也沒有錯。

但在體育運動的頂尖運動員世界裡，若不試著開發所有可能性，便無法成為頂尖好手中的佼佼者。換句話說，只要身體還存在尚未開發的部位，就無法成為真正的頂尖好手。

在美國職業棒球大聯盟中，即便是二軍程度的球隊裡也會有一至三名的頂尖選手，而取得優勝

●何謂胛骼連動

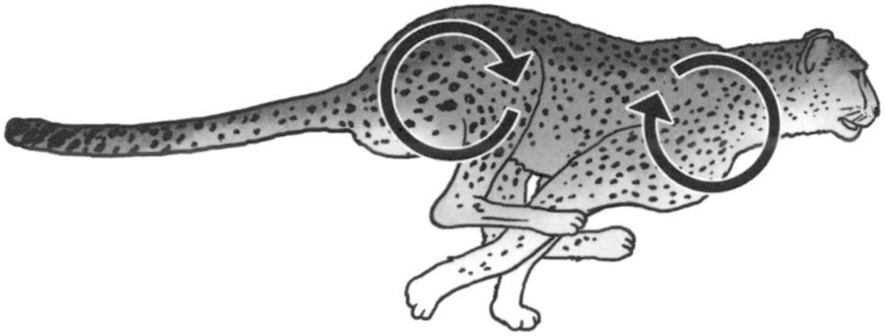

非洲豹很自然地進行胛骼連動

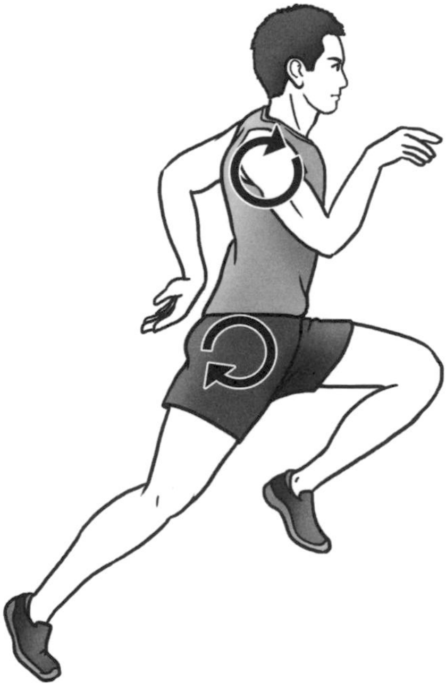

人類以胛骼連動方式跑步的示意圖

的隊伍中則可能有多達五至六名好手。也就是說，整個大聯盟裡應該有多達數十名頂尖選手。這數十人當中，只要有人能從肩胛骨側啟動胛骼連動，而且下半身夠穩健，就有足夠能力以頂尖選手之姿活躍於球隊中。

然而大谷還有很大的開發空間，那就是髖關節。先開發髖關節，再進一步從髖關節去改變全身。

雖然做不到這一點，仍舊可以躋身於大聯盟的頂尖好手群，但想在好手群中脫穎而出，擁有成為大聯盟真正的頭號投手或頭號打擊手的條件和機會，必須要能夠從肩胛骨側，也能夠從髖關節側啟動胛骼連動。

同樣是頂尖好手，彼此之間還是有所差異，選手水準也可以區分成上中下等級。以最近的日本職業棒球來說，最夯的投手是巨人隊的菅野智之，最夯的打擊手是養樂多隊的山田哲人，他以達成打擊率、全壘打、盜壘大三元引起眾人熱烈討論，但他的情況稍嫌不夠穩定。

不管怎麼說，能在頂尖群中脫穎而出的選手，都是些能夠從肩胛骨和髖關節雙側去開發胛骼連動的選手。至於其他選手，即便絕大部分屬於「上」的等級，卻也只是「上之中的下」。

另一方面，「上之中的上」，也就是頂尖中的頂尖選手，他們還有進一步的開發空間嗎？

我想大家應該很關心這一點，也都已經有接受答案的覺悟，身為運動員，原本就該有堅定意志，所以現在讓我來回答大家的問題。

我認為即便是頂尖中的頂尖選手，仍有許多開發空間。

從科學家的角度來看，至少還有一半以上的空間。

以網球界的錦織圭為例。在網球運動中，體型大小是重要條件之一，錦織圭的體型偏小，卻能不畏艱難地活躍於網球世界。但目標如果是成為世界頂尖的男子職業網球選手，身高至少需要一百九十公分以上。

錦織圭的身高不到一百八十公分，嚴峻的苦戰仍持續進行中。他一度榮登男子單打的世界排名第四，但近來排名逐漸下滑。從他偏小的體型來看，他能有如此傑出的表現，代表他是個有驚人開發進展的選手。

錦織圭的肩胛骨、肩關節、髂骨、髖關節都還有很大的開發空間。

何況是尚未踏入世界頂尖等級殿堂的選手，他們的肩胛骨、肩關節、髂骨、髖關節更是有著莫大的開發空間。

我曾在《肩胛骨》一書中大力稱讚大谷翔平的肩胛骨，但以科學角度來推測，他的開發度也僅有百分之六十左右。

此外，肩胛骨和髖關節的開發度會因體育項目的不同而在程度上略有差異。

像足球這種競賽，肩胛骨的開發度普遍較低。如果足球選手致力於開發肩胛骨，運動表現將會突飛猛進。換句話說，針對其他選手未能注意的部分去努力，成功的機會會更大。

特別是日本的足球選手普遍不擅長使用肩胛骨，甚至對開發肩胛骨也不感興趣，因此最終運動表現受到非常大的影響。對他們來說，肩胛骨好比是種限制器，但同樣身為足球選手，國外運動員卻相對擅長使用肩胛骨。

「有效拉輪胎訓練」為選手帶來好結果

至於棒球，尤其是投接球部分，日本則對肩胛骨的使用進行相當多的研究。

事實上，日本投手也逐漸開始產生變化，或許受到美國職業棒球大聯盟的影響，比起過往有愈來愈多投手致力於開發肩胛骨，下工夫研究上半身。

過去的日本投手總是賣力鍛鍊臀部，認為唯有臀部結實才投得出好球，因此一窩蜂地努力鍛鍊下半身。相對於此，關於上半身的研究與鍛鍊絲毫沒有任何進展，更別說進行開發。因為這樣的緣故，以下半身為主角成了日本非常獨特的投手風格。

有趣的是從過去日本棒球界偏好的「拉輪胎」訓練，也能看出當時運動科學的真實面貌。愈是年代久遠的選手，愈容易感慨地嘟噥：「現在的年輕投手都不進行拉輪胎訓練……」

史上唯一達成戰績四百勝的金田正一曾說：「現在的選手都沒有紮實的下半身。」金田正一是日本棒球界的佼佼者，擁有絕佳的身體能力，尤其是關節腦和骨骼腦，無論投球或打擊，都是日本職棒史上的第一名選手。

在這樣的選手眼中，現在的球員不僅沒有紮實的下半身，全身上下也處處稍嫌不足。

進一步考察「拉輪胎」的優缺點，會發現極為有趣的身體運動奧祕。首先，致力於拉輪胎訓練而一舉成名的選手，都是成功完成良好運動結構「有效拉輪胎訓練」的選手；相反的，認真進行拉輪胎訓練卻還是徒勞無功的選手，則是因為拉輪胎的方式不正確。

若從拉輪胎功效這一點來看，不成功的選手都有個共同特徵，就是這些選手在沒有髋關節腦和膝關節腦的狀態下，全憑白費工的力量在拉輪胎。

另一方面，成功的選手則在放鬆髋關節的狀態下，進行有效的拉輪胎訓練。事實上，有／無關節腦會以軀幹直立（垂直站立）＝高重心／軀幹前傾＝低重心的形式顯現在外觀上。找兩個相同肌肉量、相同體格的選手，以相同速度拉動相同重量的輪胎，比較之後會發現，有關節腦的選手身體直立且重心較高，而沒有關節腦的選手軀幹前傾且重心較低。

總而言之，關鍵在於軀幹直立的高重心能夠進行強大的拉輪胎訓練。

像金田正一這樣的天才，在高重心狀態下，比任何人都能輕易實踐強大的拉輪胎訓練。若說在高重心狀態下拉輪胎有什麼不一樣，那就是軀幹直立的情況下，髖關節腦會驅使膕旁肌群和臀大肌強力運作，進而鍛鍊股骨向後方轉動的能力。對於需要將這些肌力以更高效率轉換成更大動量（於垂直站立下使軀幹前進的力量）的投球動作來說，這樣的訓練能在投球第一階段的準備期至後側單腳離地的重要過程中，使姿勢和肌力輸出之間的協調性更加緊密結合。

另一方面，在軀幹前傾的低重心狀態下進行拉輪胎訓練的話，容易因為軀幹向前彎曲造成髖關節大幅度屈曲，使股骨往垂直方向靠近。為了支撐向前傾的軀幹重量，大腿前側肌肉必須更加賣力作功以發揮制動作用，同時大腦也必須下達指令，讓軀幹前傾導致髖關節大幅彎曲狀態下的膕旁肌群和臀大肌強力運轉，以產生更多力量。因此在同樣的重要過程中，容易因為全身向前縮而無法使用全身內側的肌力，進而導致投球動作變小。屈曲狀態下前側大腿施力的髖關節使用方法，容易造成髖關節四周僵硬，反而打造出一個無法讓髖關節徹底放鬆的髖關節腦。

這種情況不僅發生於投球，足球的射門也是一樣。前傾的低重心姿勢易使髖關節四周僵硬，而一旦培養成從深屈狀態透過前側大腿肌肉帶動股骨的壞習慣，就再也無法以正確姿勢投出或踢出精準的球。

「正確」高重心，活用投手丘

棒球場上的投手丘是一區比場上其他地方還要高的土堆，這是為了利用重力以增加球的威力。當初投手丘的設計就是為了讓投手透過肌力所產生的動量，再加上重力位能，以投出快狠準的好球。

這裡的位能來自先前提過，不斷作用於地球上物體的重力。

在棒球史上，相關人士直覺地將這個原理應用在投球上，亦即有某個敏銳的人發現如果加上位能讓投球更具威力，比賽也會因此變得更有趣。

換句話說，在平坦的同樣高度上一決勝負，打擊手遠比投手更具優勢。為了讓投手與打擊手之間的對決更具可看性，刻意將投手丘提高至適當高度。

簡而言之，棒球的投球就是由高處往低處，慢慢花時間將位能有效活用至極限。這和內外野手在沒有高低差的地方，一撿起滾地球便迅速回傳是完全不一樣的。

所以，不從高位置＝高重心的地方投球，便會平白無故損失現成的位能優勢，再換句話說，站在投手丘上還以身體前傾的低重心姿勢投球，更是白白捨棄了投手丘高度這個神助攻。

若要讓身體充分活用高重心，訣竅在於從準備期至後側單腳站立的期間，軸心腳的膝關節和髖關節盡量不要彎曲。

但也不是像根棒子杵在那裡就好。如前所述，球的威力來自人類的肌力輸出動量加上位能的總和，因此光靠位能是無法讓球產生強大威力的。

再來就端看自己能否產生強大肌力。讓自己的重心位於高處，在身體沿著中心軸直立（能使重心位於高處）的狀態下開始輸出肌力，隨著腰部下降持續增加肌力輸出，讓軀幹儲備向前方位移的強大動量。由此可知，完成這項艱鉅的任務是我們目前最重要的課題。

收縮大腿內側和臀部肌肉

那麼，該如何解決這項難題呢？答案在於將後側單腳站立的位能活用至最大限度的重心下降，以及透過髖關節靈活使用髖關節周圍肌肉的方法。至於肌肉的使用方法又是什麼呢？

從後側單腳站立的最高重心位置將全身像緩降般往打擊者方向推送時，在最初開始動作的過程中，由於將全身往打擊者方向推送的肌力不用太大，通常會使用軸心腳髖關節旁邊的臀中肌和闊筋膜張肌，甚至有時會使用股外廣肌等向前輸出肌力不佳的肌肉，在緩降的同時將背部和臀部朝向打擊者。

事實上，在這個過程中，真正活躍於幕後的是臀大肌和膕旁肌／內收肌群等大腿內側的肌肉群。這些肌肉群進行離心收縮（伸展性收縮）以發揮最大肌力，也就是肌肉收縮時，肌纖維被拉長，支撐身體如緩降般滑順地向前推送。那麼，這時候會發生什麼事呢？

緩降的身體活用這些肌力和隨後產生的重力加速度，獲得大量往打擊者方向移動的動量，並進而朝打擊者方向位移。在這個同時，單腳站立的軸心腳的臀大肌和大腿內側肌群發揮伸展性收縮而來的肌力，加速軀幹繞軸旋轉運動讓全身朝打擊者方向位移，並且進一步讓原本垂於後下方，握著球的手臂高舉至定位以準備投球，亦即進入投球的揮臂準備期。

來自重力的位能與肌力共同合作，以產生向前位移的強大力量，這可以說是相當困難且優雅的身體運動藝術，同時也是一種運動構造。

另一方面，負責輔助這完美投球動作的是髖關節，而髖關節的順暢運作則要歸功於髖關節腦，運動科學稱其為「髖關節縱軸一圈肌肉運動」，並格外給予關注。實際仿照這個方式去做，在後側單腳站立狀態下，將軀幹向後方繞軸旋轉半圈，並以臀部面向打擊者，這真的不太容易，但也並非無法做到。問題在於進行向後將近半圈＋向前將近半圈，加起來近乎一圈的軀幹繞軸旋轉運動時，能否同時利用高低差產生的位能與伸展性收縮產生的肌力。

做得到才稱得上是軸與髖關節、肌力、重力的高度協同作業，亦即最完美的運動。

金田正一在投球前半階段又是如何使用身體內側運動的呢？活用身體內側產生的巨大動量，並將動量原封不動地傳送至手上的球，以及絕對不在投球後半階段以不合理的揮臂動作來加快球速，我想金田正一非常了解這才是人類的大腦與身體真正追求的身體運動。

除此之外，像金田正一這樣的天才在進行拉輪胎訓練時，由於擁有能在高重心狀態下進行訓練的天資，自然而然會避免低重心訓練。畢竟在軀幹前傾導致髖關節彎曲的低重心狀態下進行訓練，會使軸心和髖關節腦感到不適。所以，同樣是拉輪胎訓練，在軀幹直立的高狀態下訓練，成效相對較好，實力也會愈來愈強。

垂直挺立又強而有力的軀幹，再加上投球時充分活用高低差與壯碩的下半身，成就了金田正一驚人的打擊紀錄。

對絕大多數的運動員來說，挺直軀幹與適當的重心高度真的非常重要。

不要白費力氣地額外彎曲髖關節，多使用髖關節內側的「轉子」

當我們在思考如何使用髖關節時，什麼樣的彎曲狀態下使用髖關節才好、讓髖關節周圍的什麼肌肉進行什麼收縮運動才好等等，必須將這些同時列入考慮。以下是我所彙整的簡短重點，供大家參考。

活用肌肉力量投球時，最重要的是使用內轉子將軀幹向前推送。這個原理也適用於足球的射門、短跑衝刺，以及其他各類型體育運動。

最重要的一點是如何強而有力地將軀幹向前推送。關鍵在於不要白費力氣地額外彎曲髖關節，而是善用內轉子肌體系的膕旁肌群和臀大肌。

這一切全取決於髖關節能否在伸展下發揮肌肉力量。

足球運動需要用雙腳控球，就某種層面來說，足球員必須比芭蕾舞者更能靈活且自由地使用左右腳。

礙於足球本身的條件，若像過往的日本足球代表隊隊員將重心擺得很低，他們的雙腳自由度會變得很小。

對足球運動員來說，高重心下的移動是絕對不可或缺的要件。相較於足球，網球和籃球運動在低重心下移動是可行的，畢竟在網球和籃球比賽中，用雙腳控球是違規的。籃球比賽中若有允許用腳踢球的規則，那應該會開發出新型戰術和技巧，而且在新規則的籃球比賽中，選手的平均重心位置應該也會比原本的高出幾公分。

綜合上述內容，足球選手需要具備能夠在盡量不彎曲髖關節的狀態下，確實發揮肌肉力量的能力。

但另一方面，也有需要大量彎曲髖關節的體育運動，像是業餘摔角。基於業餘摔角特有的規則，選手必須在低重心狀態下進行比賽，因此選手的重心遠低於足球員也完全不構成問題。但業餘摔角比賽中，選手的重心位置若低於最佳重心高度，通常也不會有太好的運動表現。即便是這類型的體育運動，也必須在最佳重心高度上，善用內轉子來移動身體。

相撲也是同樣道理。相撲是各種體育運動中，深蹲姿勢最受熱議的項目之一。然而相撲也並非蹲得愈低愈好，同樣有適當的腰部高度和重心位置，蹲得過低不行，蹲得過高當然也不行。

坦白說，在足球運動中，重心過高其實也是不行的。

特別是在足球界，經常會聽到類似「日本選手的骨盆都往下墜，這樣是不行的」這樣的批評，但這種說法其實不算正確。

從正側面看骨盆時，骨盆通常會稍微前傾，因此薦椎至腰椎這一段會向前突出。提出批評的人稱前傾消失為「骨盆往下墜」，還進而指導選手要加以改進，但這樣的指導方式其實相當危險。

教練和選手被下達「骨盆不要下墜」的指令時，首先他們會試圖讓腰椎周圍更加向前突出，也就是腰椎周圍的肌肉加倍施力以努力讓腰椎向前突出。

這會使骨盆在外觀上顯得更為前傾，但我實在無法認同他們將外觀上的骨盆前傾稱為「骨盆立起」。

畢竟立起骨盆時，若位於骨盆下方使其立起的構造無法正確運作，位於上方的骨盆也別想立得起來。而這個「位於下方使骨盆立起的構造」就是內轉子。

建築物要蓋得筆直穩固，必須先打穩地基。一定要從地基起步，才蓋得出房子或大樓。

硬要骨盆上方腰椎周圍的肌肉賣力運作，使腰椎向前突出，不僅運動表現會明顯變差，還可能造成腰椎至薦椎一帶受損。因此我們強烈建議大家不要這麼做。

另一方面，腰部、背部肌肉較為無力的人需要特別進行鍛鍊。這部分的肌肉是軀幹周圍的重要肌肉，必須強而有力才行。

但為了立起骨盆而硬要肌肉施力將腰椎向前突出，這和肌肉必須強而有力是兩碼子事。請大家務必牢記在心，腰部、背部肌肉無力的選手若強行將腰椎向前突出，反而容易造成更多傷害。

讓腰椎肌力差的選手做出強行使用這部位肌肉的姿勢，不僅傷害肌肉本身，更可能會導致情況變糟。

這類型的運動選手最需要的是進行紮實的腰椎肌肉訓練，而這個訓練和為了立起骨盆而使力將腰椎向前突出的作法完全不相同。

關鍵在於臀中肌

臀大肌的「上半部」很發達

那麼，立起骨盆時，究竟哪個部位才是最重要的？答案就是髖關節腦。最重要的是大腦必須清楚知道髖關節的位置。

透過先前的實驗，相信大家應該已經知道，只要清楚掌握髖關節的位置，內轉子肌的臀大肌和膕旁肌群會隨即開始運作。一旦內轉子肌強力收縮，位於前方的股骨會朝向後方直立，在靜止站立姿勢下，骨盆必定會立起，軀幹也會直立，而中心軸理當垂直穿過人體。

重要關鍵在於透過內轉子肌從骨盆下方支撐以立起骨盆，而這樣的情況好比確實打好地基，才能蓋出一棟穩固的大樓。

能夠實現這樣的狀態時，髖關節才正式成為「派得上用場的選手」。

隨著髖關節的甦醒，內轉子肌的臀大肌和膕旁肌群開始運作，而且不同於軀幹前傾時髖關節和膝關節會彎曲，只要軀幹處於直立狀態，這些肌肉的活躍將有助於作為各種體育運動的定位指標。

另一方面，與側邊定位有關的臀中肌若一直受到忽視，久而久之會因為僵硬而變成一塊硬梆梆的肌肉。有些訓練員和培訓師甚至認為「臀中肌僵硬是好事」。

這些人的想法是「為了保持姿勢，臀中肌必須進行等長收縮，因此僵硬點正好」。

既然是這樣，那根本不需要肌肉，派韌帶上場不就好了。但話說回來，若臀中肌是韌帶，在橫向運動的輸出上將完全派不上用場，貢獻度會是零。

臀中肌的攣縮妨礙髖關節的中心意識

其實，這裡藏著一個非常重要的問題。

肌肉僵硬的速度若太快，會如先前所述，大腦無法區別肌肉和骨骼的不同。

大腦在某些方面非常優秀，但在某些方面又非常愚蠢，這一點我在上部作品《肩胛骨》中也稍微提過，特別是跟髖關節有關的臀中肌，大腦更是愚蠢到無法區別這塊肌肉和髖關節（骨骼）的不同。

從背面觀察骨骼標本圖時，髖關節中心的正下方有骨骼嗎？

這裡正好有個沒有骨骼的空間，什麼都沒有。這是為什麼呢？

其實這個空間正好可以容納半腱肌和半膜肌，亦即膕旁肌群內側最重要的二塊肌肉，以及四塊內收肌群。

這些沿著髖關節中心垂直下行的肌肉其實占有一席相當重要的地位。

雙足直立行走的人類站著運動時，必定會以左右腳輪流當軸心腳。當沿著髖關節中心向下走行的肌肉發揮最大功效時，我們便能做出軸心穩定的動作。特別是內收肌群和膕旁肌群內側的兩塊重要肌肉確實運作時，自然能夠維持穩定的動作軸心。

但臀中肌過於僵硬，使大腦無法分別髖關節和臀中肌的不同時，會進而造成大腦將髖關節中心的外側誤認是真正的髖關節中心。

原本應該由髂骨內側至髖關節中心的這條連線支撐身體，大腦理當也要這樣認知才正確。所以使用位於這條連線上的肌肉，就能將這些肌肉作為自身的支持組織來使用。

舉例來說，當右腳是支撐腳時，右腳的內側肌肉有一瞬間會變成支持組織。而下個瞬間當左腳變成支撐腳時，隨著右腳內側肌肉的放鬆，右腳便不再是支持組織。

不斷重複成為支持組織與放鬆的這個過程，下半身肌肉自然會有極為傑出的表現。

然而非常可惜的是，日本運動界似乎還沒有人提倡這樣的觀念。若要讓大腿內側（內轉子）的肌肉能瞬間在放鬆和成為支持組織之間互相切換，首先必須讓大腦正確掌握髖關節的中心位置。

如此一來，大腦便會從中習得「就是這條連線，要讓這條連線上的肌肉運作，不然就無法輪流成為支持組織」。

但臀中肌過於僵硬易導致大腦誤判髖關節中心的位置，一旦向外側偏離數公分，便無法正常使用膕旁肌群內側的二塊肌肉和內收肌群。再加上大腿外側沒有如此出色的肌肉，走路或跑步時難免會出現像是朝斜後方外側踢步的動作，進而促使軀幹向左右兩側擺動。

截至數年前，仍有不少日本足球選手屬於這種類型，身體左右搖晃的動作格外引人注目。

而且這樣的肌肉使用方法，根本無法產生讓身體精準向前推進所需要的前進力與驅動力。內收肌群不確實運作，身體無法做出強調身體中心軸的平衡動作，也無法做出集結全身力量的動作。

這樣的結果會導致明明同樣是人類，運動表現的品質卻截然不同。

而這一切的問題全取決於大腦能否從身體內側清楚掌握髖關節的正確位置。

臀中肌也需要休息

現在先請大家回想一下，第一章中觸摸自己的髖關節以確認正確位置的那個實驗。大家應該體驗過，光是觸摸並正確掌握髖關節的位置，站立和走路方式就會立即有所改變。這是因為藉由觸摸，即便只是一下子，也能刺激大腦從身體內側確實掌握髖關節的位置。

這同時也能讓臀中肌稍微放鬆一下。但比起臀中肌的放鬆程度，更重要的是大腦因此知道髖關節的所在位置。也就是說，只要大腦知道髖關節的位置，即便不使用臀中肌，也能知道正確的支持線位置，更能進一步活用位於支持線上，髖關節周圍的臏旁肌群。只要大腦知道髖關節的位置，便能立即下達各種指令，從這點看來，大腦絕不愚蠢。

而關於臀中肌的放鬆，或許有人心存疑慮——臀中肌只不過放鬆數個百分比，就能使大腦因此變聰明，進而驅使身體做出正確動作嗎？答案是非常明確的。

只要大腦確實掌握髖關節的位置，身體就能做出各種正確動作。

假使臀中肌沒有進一步放鬆，反而容易因為多餘的施力而對大腦造成干擾，容易使大腦疲乏。也就是說，來自臀中肌的側力不斷拉動支持線的話，容易導致臀中肌和大腦陷入拉鋸戰。在臀中肌拉動支持線的情況下，大腦會因為「那裡不正確，這裡才正確」而持續抵抗。相較於臀中肌放鬆的身體，大腦反而多了許多無謂的額外工作。一旦大腦累了，效果便無法持續下去。這就是為什麼即便觸摸髖關節且正確認識髖關節的位置，效果還是只能維持十分鐘、二十分鐘的緣故。

好比衛星導航提供正確的路線規劃，但駕駛完全置之不理，逕自按照自己的方式開車，造成導航必須不斷重新規劃路線。衛星導航是機器，規劃再多次也不會抱怨、不會喊累，但換成是人類大腦，這將會是沉重的負擔。

既然如此，「讓臀中肌不施力，也就是放鬆臀中肌，緩解臀中肌的緊繃是不是比較好呢？」沒錯，正是如此。

如引言中所述，髖關節周圍的肌肉因進行等長收縮運動而變僵硬，是造成髖關節遲鈍的元兇之一，因此放鬆並緩解緊繃對解決髖關節遲鈍的問題非常有效。

先前也提過，臀中肌會進行等長收縮運動以防止身體倒向側邊，所以除了要避免身體倒向側邊的瞬間外，其餘時間最好盡量讓臀中肌放鬆。

基於這個原理，其實愈是頂尖的運動選手，他們的臀中肌愈柔軟。我親自摸過、確認過世界頂尖選手和習武之人的臀中肌，我敢保證這真的是無可否認的事實。

而這類型的肌肉除了臀中肌外，梨狀肌等外展肌群、大腿周圍的股外廣肌和闊筋膜張肌等肌肉，也都屬於過於緊繃會帶給髖關節不良影響的肌肉。

若要大腦持續正確掌握髖關節的中心位置，並且知道支持線的存在，必須放鬆、緩解這些會干擾髖關節的肌肉。本書會陸續介紹一些解決方法，還請大家務必親自嘗試一次。

一百八十度張開雙腿，百害而無一利

讓大腦清楚掌握髖關節的位置，亦即打造髖關節腦的方法之一就是第一章節中介紹過的，坐在椅子上並用手輕摸髖關節，這是最簡單且最有效果的方法。其實用餐中也可以用單手持續進行訓練，但國中生或高中生運動員吃飯時這麼做的話，父母可能會覺得這樣的舉動沒禮貌而生氣。但我還是希望運動員能夠善加利用空檔時間進行這項訓練，這是一項對自己身體有利的訓練，只要不會對他人造成困擾，一有時間就積極進行這項訓練吧。

想要成功開發髖關節，從這個方法開始是不二法門。

緊接著還有許多能讓大腦積極掌握髖關節位置的方法，以及多種伸展相關的訓練方式。其中伸展相關的訓練方式，只要做到熟能生巧，必定有助於大腦正確掌握髖關節的位置。本書所介紹的伸展訓練除了有一般的靜態伸展元素外，還精心挑選能幫助開發髖關節的「突擦伸展法」。

舉例來說，用坐骨立在地上並張開雙膝的方法「兩腳屈膝橫開法・坐地姿」。這個方法有點類似日本傳統健康操中的「真向法體操」，這同時也是讓大腦辨認髖關節所在位置的方法之一。

不過，目標若是開發髖關節，建議大家不要過度期待真向法體操會帶來多大的功效。真正有效的方法是「雙腳逆轉屈膝橫開法」，也就是應用體操法，並進一步在單腳外轉狀態下，另外一隻腳進行內轉外展運動。

進行「雙腳逆轉屈膝橫開法」訓練時，盡量加大單側髖關節的外轉角度。關節的可動範圍擴展至某種程度以上，將可能更接近關節本身的可動極限。

試圖將範圍再擴大，可能會造成關節疼痛，但只要控制在臨界點之前，便能適度給予良好刺激。一旦超越臨界點而誘發警訊，大腦會隨之啟動防禦系統，所以切記將關節外轉角度控制在臨界點之內。好的刺激才能讓大腦熟記並加以利用。未達破壞刺激之前的外轉運動是促進大腦意識髖關節的好方法。讓韌帶過度伸展，在髖關節表面施加平時不熟悉的力量，類似這樣的刺激有助於讓大腦掌握髖關節的所在位置，並且促使髖關節腦成長。

在「雙腳逆轉屈膝橫開法」訓練中，除了一隻腳進行外轉運動會產生刺激外，另外一隻腳進行內轉運動時，左右腳完全相反的動作也會進一步產生刺激，透過這樣的反覆操作，大腦能更有效率地熟記髖關節的位置。

這種情況下的伸展運動最大目的，是讓大腦從身體內側掌握髖關節的位置，訓練時務必多下點工夫。

一般伸展運動為的是放鬆肌腱和肌肉，甚至以緩解為目的，而本書介紹的伸展運動，主要目的為促使大腦從身體內側掌握髖關節的位置。

基於這個緣故，在開發髖關節的過程中不需要將雙腳張開至一百八十度這一類的伸展運動。除了某些特殊運動項目，大部分體育運動和日常生活中根本不需要雙腳張開至一百八十度這種動作。除非特殊情況，否則一般狀態下的一百八十度張開雙腳動作真的是百害而無一利。

畢竟致力於將雙腳張開至一百八十度，卻因此造成肌肉或肌腱斷裂、髖關節韌帶或軟骨損傷、膝蓋舊傷一再復發而前往骨科就診的人不在少數。

另一方面，古典芭蕾、韻律體操、花式溜冰、踢拳道、空手道、跆拳道等都是需要將雙腳張開至一百八十度的體育運動。由於具有特殊目的，只能咬緊牙根努力練習。然而仍舊有不少人年輕時苦練韻律體操，卻因為過度伸展而導致身體留下永久性傷害。請大家務必牢記，過度伸展容易帶給身體巨大負擔。

這種情況也經常發生在瑜珈運動中，不少韻律體操選手或瑜珈老師就是因為過度伸展關節而搞壞身體，我也曾經協助治療與指導過數名這一類的傷者。

對一般體育運動的選手和為了健康而運動的人來說，進行雙腳張開至一百八十度的訓練是沒有意義的，而且還存在高度風險。請容許我再次強調，除非有特殊需求，否則絕對不要輕易操作雙腳張開一百八十度這一類的伸展運動。

同樣的道理，站立姿勢下將腳高舉一百八十度，類似朝天蹬的動作也是非常危險的。

基於上述各種理由，對於張開雙腳的伸展運動，請大家先具備以下的觀念。

將雙腳同時朝左右兩側張開的橫開腳法，除非從事特殊運動、舞蹈或瑜珈等，否則一般人不需要將雙腳張開至一百八十度。真要進行這項訓練，普通人最大限度至一百五十度，一般體育運動的選手則最大至一百六十五度，絕對沒有必要再大了。

另一方面，任何人都需要單腳屈膝，單腳張開的伸展運動，除非身體有什麼特殊狀況。舉例來說，像是將雙腳向前後張開的動作，我們不需要做到一字馬的程度，而是可以先半跪在地上，一隻腳向前一步屈膝，另外一隻腳向後延伸。只要謹慎操作，這樣的姿勢即可有效提高髖關節的柔軟度。務必特別留意，動作過大可能會造成髖關節前方的肌肉或腰部受傷。

向前的伸展運動是必要的，但進行伸展運動時，最重要的是姿勢和動作要正確，唯有正確才能使肌肉適度疲勞，並活用肌肉的牽張反射來鍛鍊放鬆能力。切記，在適度範圍內才能達到有效訓練，過度伸展絕對不可行。

此外，先前說明過臀中肌會在身體外側進行外展運動以維持身體平衡，但在坐姿狀態下雙膝交疊的姿勢，也就是內收系列的伸展運動中，髖關節外側的臀中肌會被拉長，而這樣的伸展運動有助於拉伸並緩解臀中肌的緊繃。伴隨著這種效果的訓練方法並不多，我會一併列在本書卷末供大家參考。

撐膝活化內轉子法

之一　手臂撐雙膝肘放鬆法

①採取NPS站姿，想像自己站在美麗銀色地心的上空六千公里處。

②雙腳屈膝，將手掌腕骨置於膝蓋上方，手肘於伸展姿勢下放鬆。同時放鬆肩關節、背部、腰部和頸部。

③順利完成這些動作，薦椎至腰椎這一段會形成前凸弧度。

④形成前凸弧度＝薦椎努力運作，這意謂可以打造出一個薦髂關節更加靈活運轉的身體。

再怎麼放鬆身體，腰椎依舊後凸呈駝背狀的人，表示他們的身體經常在白費力氣，額外造成肌肉僵硬，這和所謂的身體柔軟度無關。在「手臂撐雙膝肘放鬆法」中，再怎麼努力還是變成腰椎後凸的人，可以試著在四肢著地的跪姿下放鬆身體，我想絕大多數的人應該能做到腰椎前凸姿勢。若依然無法讓腰椎前凸，基本上這樣的身體根本不適合從事任何體育運動，或者說這樣的身體多半存在殘疾問題。

換句話說，在「手臂撐雙膝肘放鬆法」中能否做到腰椎前凸，跟身體僵硬度無關，而是放鬆不施力和骼骨使用方式的問題。無法順利做到放鬆不施力的人，在「手臂撐雙膝肘放鬆法」中也無法確實做到「薦椎前凸」。這點請大家務必牢記在心。

而「手臂撐雙膝肘放鬆法」的重要關鍵是手肘在伸展姿勢下放鬆的「手肘放鬆」。

想要成功做到「放鬆手肘」，首先可以試著摩擦手臂外側，摩擦時嘴裡念著「放鬆，放鬆」。接著摩擦手臂內側，嘴裡念著「穿越，穿越」，讓整隻手臂確實放鬆不施力。

●撐膝活化內轉子法　之一　手臂撐雙膝肘放鬆法

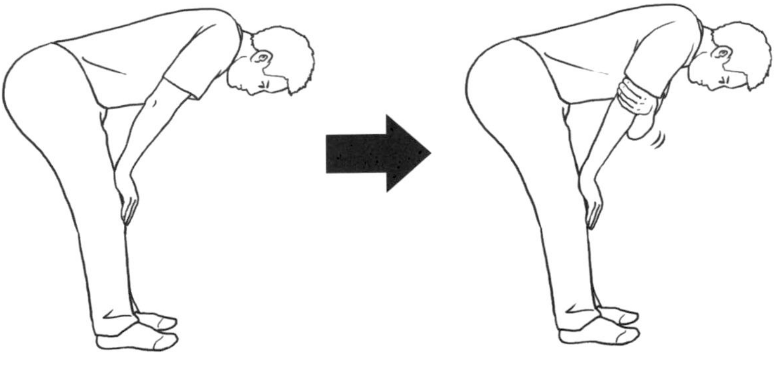

之二　單手撐膝摩擦／敲打法

①先採取和手臂撐雙膝肘放鬆法同樣的姿勢，接著放鬆手肘，只用單手支撐上半身。
②另外一隻手摩擦內轉子（單手撐膝摩擦法）或敲打內轉子（單手撐膝敲打法）。

單手撐膝摩擦法有兩種。一種為輕柔又仔細地摩擦，摩擦時嘴裡喃喃自語「穿越，穿越」。另外一種為使用指腹摩擦，用力摩擦至指尖發熱。動作不用太快，慢慢地強力摩擦。宛如手指要鑽進身體般用力摩擦，嘴裡同時要念著「這裡，這裡」。

輕柔摩擦和強力摩擦各有不同的功效，請務必分開進行。每天不間斷地進行輕柔摩擦法，經過數個月、半年、一年後效果便會逐漸浮現。透過長時間開發內轉子系統的肌肉神經纖維，負責掌控內轉子肌肉的神經系統會愈來愈發達。

另一方面，強力摩擦的敲打方式則有立竿見影的效果。從摩擦瞬間開始，只要支配內轉子肌肉的腦神經系統受到刺激活化，立即就會有明顯效果。

由此可知，強力摩擦法最適合用於即將上場比賽之前；而輕柔摩擦法則適合用於居家的例行性訓練中。

●撐膝活化內轉子法　之二　單手撐膝摩擦法

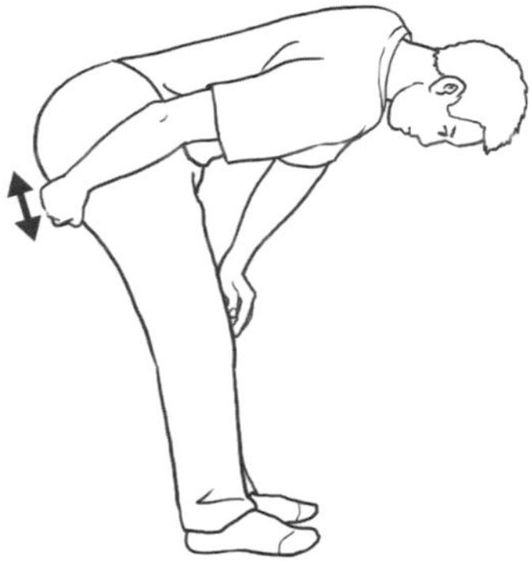

●撐膝活化內轉子法　之二　單手撐膝敲打法

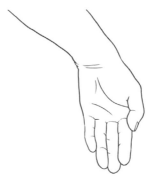

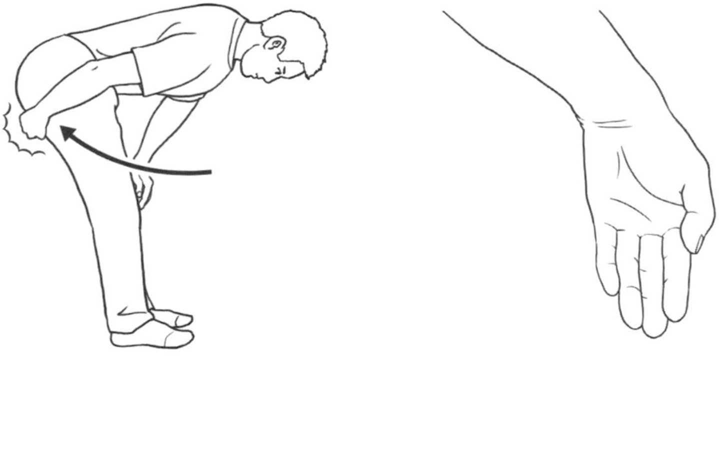

單腳站立大腿摩擦法

單腳站立姿勢下進行摩擦

①採取NPS站姿，想像自己站在美麗銀色地心的上空六千公里處。
②單手置於額頭前方，做出遮陽手勢。
③以單腳站立，另外一隻腳向上提舉，並且用擺出遮陽手勢的手握住這隻腳的大腿正中央。
④隨著舉起的腳用力踏向地面，握住大腿的手順勢用力向上摩擦至臀部下半段。
⑤重複十次這個動作後，換另外一隻腳重複相同步驟。

這個方法必須在單腳站立且中心軸確實通過軸心腳的狀態下操作。如前所述，單腳站立在體育運動中是基本姿勢，是絕對不可或缺的重要姿勢，如果能在這樣的姿勢下進行鍛鍊，肯定會大有幫助。

就算在球場或運動場上，只需要一點點空檔時間就能進行二至三次。

●單腳站立大腿摩擦法

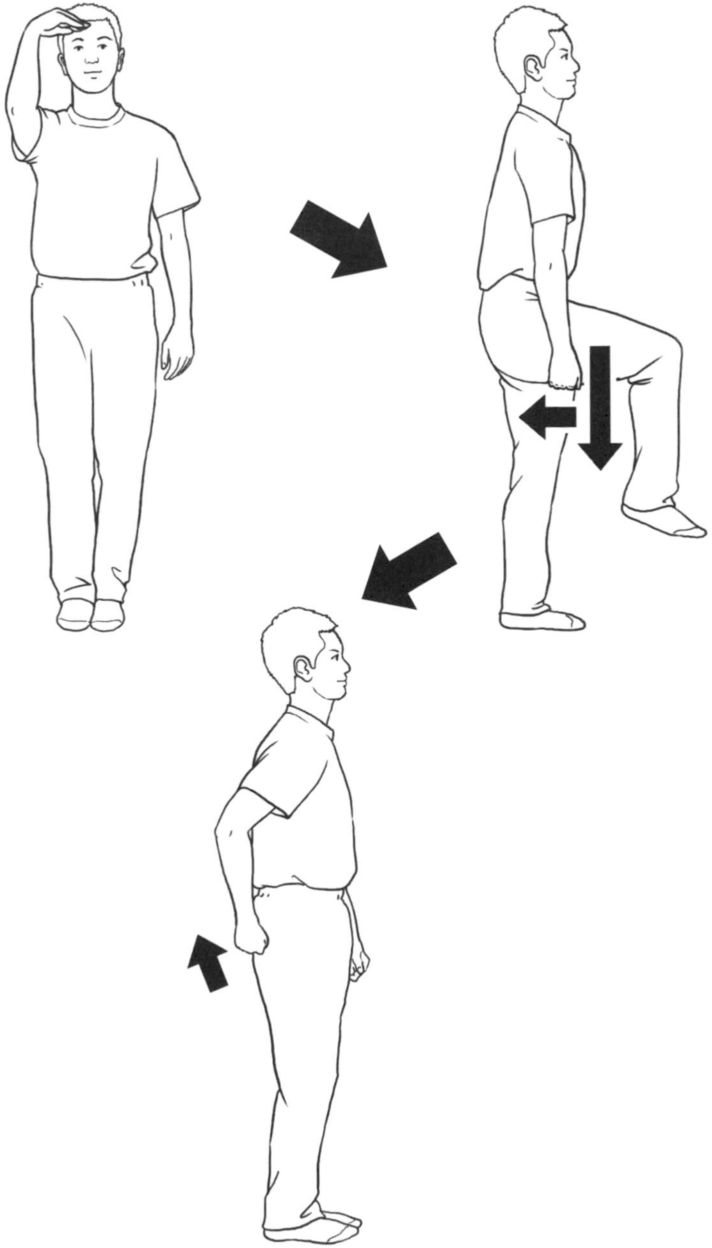

放輕柔抬起內轉子法

像是剛搗好的麻糬

①先仰臥在地，全身放輕鬆不要用力。同樣別忘記了，想像自己身處美麗銀色地心的上空六千公里處。

②雙腳張開與腰同寬，雙膝確實彎曲九十度。

③如同讓腰部摩擦地板般，左右蠕動身體。

④挺起腰，轉動身體成側臥姿勢。

⑤摩擦尾骨至薦椎時，嘴裡喃喃自語「這裡，這裡」。

⑥摩擦腰椎時，嘴裡則喃喃自語「不是這裡，不是這裡」、「不要前凸，不要前凸」。

⑦摩擦／敲打內轉子時，嘴裡喃喃自語「這裡，這裡」、「拜託囉，拜託囉」。

⑧再次回到仰臥姿勢，感覺像是一團剛搗好的麻糬。

⑨從尾骨部位開始，將麻糬狀的身體自地面上拉開。

⑩從尾骨開始，接著是薦椎、腰椎第五節、第四節……第一節，依序自地面上拉開。

⑪尾骨的位置過高，所以從薦椎摩擦至腰椎。

這時務必留意腰椎不可前凸。這和一般背肌訓練不同，屬於內轉子系統的肌肉訓練，盡量在腰椎不前凸的情況下逐漸提高尾骨。而摩擦重點是從薦椎一直到腰椎上方，避免自由脊椎前凸。

另一方面，膝蓋至肩膀的線條，軀幹至大腿的線條並非一直線，而是髖關節附近相對於地板呈弓形彎曲。

在這個姿勢下努力不使腰椎前凸，肯定能感覺到內轉子賣力運作。

⑫接著改從脊椎骨上方依序讓各節脊椎貼於地面。

在這個動作中，膝關節容易因伸展而導致彎曲角度變成鈍角，要特別留意。一旦膝關節彎曲角度呈鈍角，內轉子的作用功效會變差。

務必每一次都要嚴格確認膝關節彎曲角度是否呈垂直九十度，並且每一次都仔細摩擦腰部和內轉子。

全身放輕柔後再輕輕抬起內轉子，這就是「放輕柔抬起內轉子法」的關鍵重點。

●放輕柔抬起內轉子法

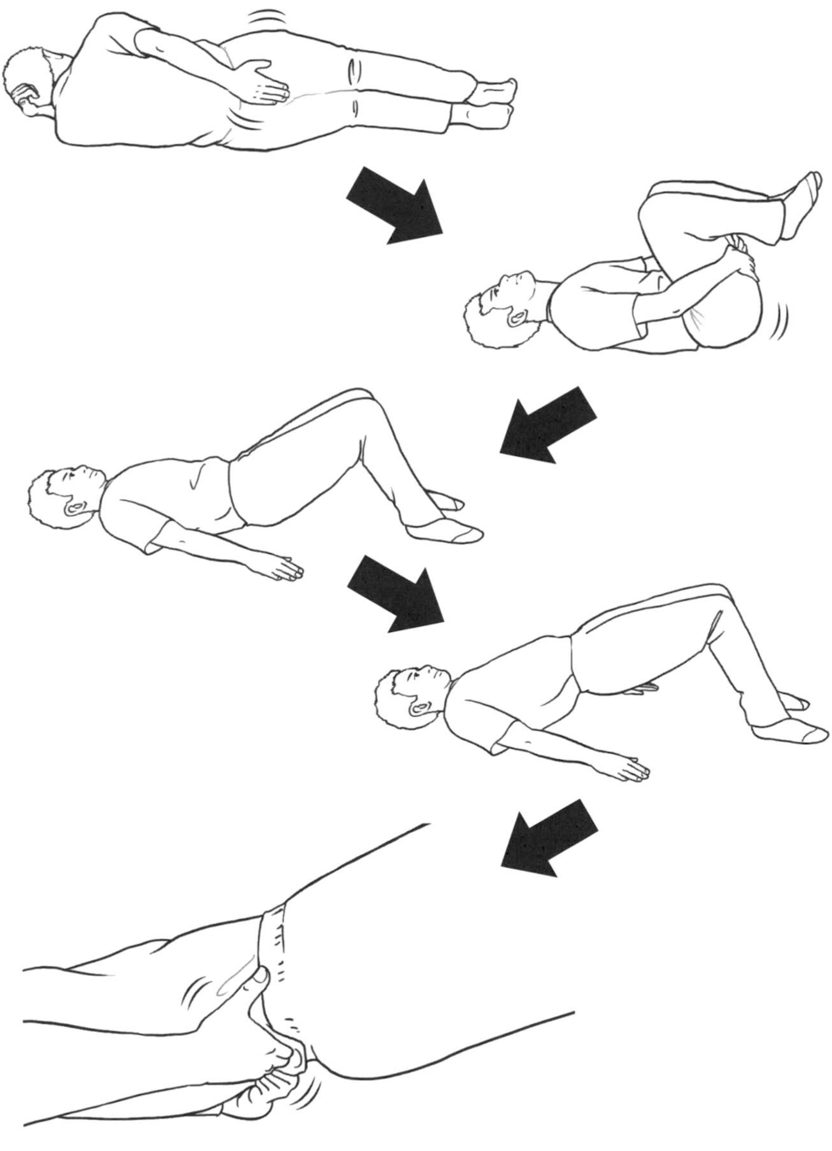

第3章

最強大帝靈活運轉

——上下／前後動／左右／旋轉

理解髖關節的運作

抬起腳走路時，髖關節幾乎不動？

一般說到髖關節運動，最主要是股骨頭相對於髖關節的髖臼進行旋轉運動，也稱為曲柄運動。球形關節＝股骨相對於髖臼窩進行前後的旋轉運動稱為屈曲／伸展；進行左右的旋轉運動稱為內收／外展。另外，股骨繞著長軸進行繞軸運動則稱為內轉／外轉。

大家通常認為這是髖關節的工作，但髖關節的位置和左右側髖關節之間的互動也非常重要。不同於球形關節在髖臼窩中的旋轉運動，而是二個髖關節彼此之間的相對位置運動。

相信很多人對這樣的運動方式沒有概念，但我會詳細說明，還請大家花點時間仔細閱讀。

先採取站立姿勢，以左腳為支撐腳，慢慢舉起右腳。接著右腳著地，慢慢舉起左腳。請試著做出類似「原地踏步」的動作。

在這種情況下，一般人的兩側髖關節位置幾乎沒有什麼變化，而且會由股骨開始進行反覆的屈曲／伸展運動。亦即以髖臼窩為中心，連接至球形關節的股骨進行曲柄運動（旋轉運動），使左

●何謂屈曲／伸展、內收／外展、內轉／外轉

屈曲／伸展

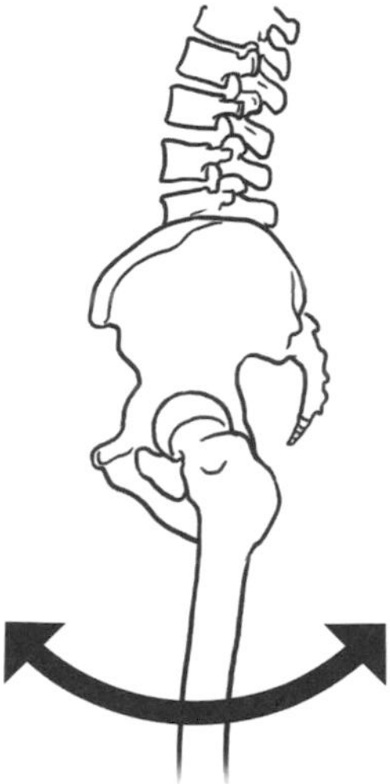

從側面觀察髖關節。股骨向前後進行旋轉運動稱為屈曲（股骨朝身體前面進行屈曲運動）／伸展（股骨朝身體背面進行屈曲運動）。

內收／外展

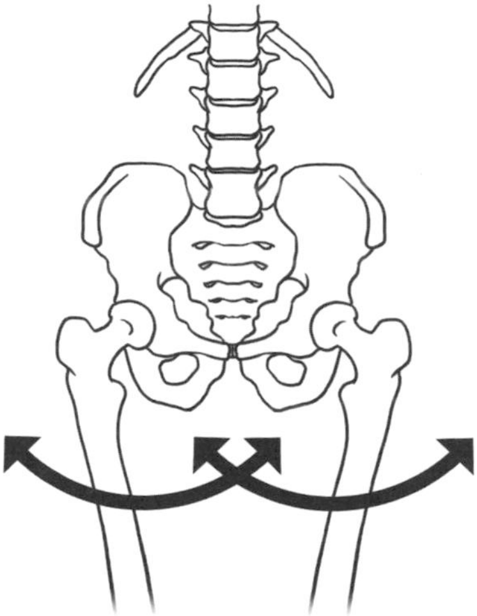

股骨向左右進行旋轉運動稱為內收（以髖關節為起點，雙腳向內側合起）／外展（以髖關節為起點，雙腳向外側張開）。

內轉／外轉

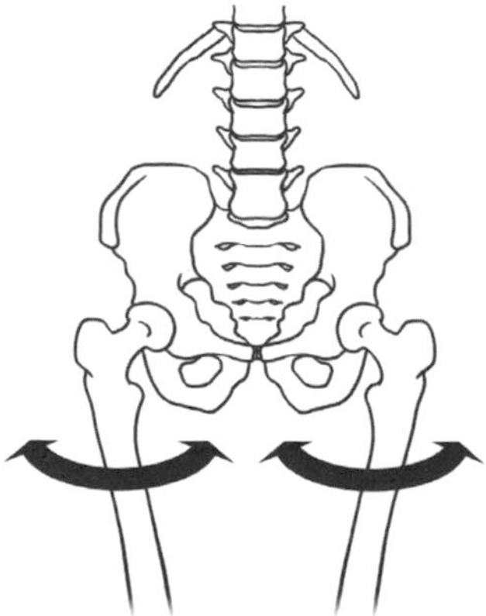

股骨繞著長軸進行旋轉運動稱為內轉（以股骨長軸為中心向內側旋轉）／外轉（以股骨長軸為中心向外側旋轉）。

右腳往反方向擺動，這就是「原地踏步」運動。

但即便是同樣的運動，有些人的髖關節本身會上下移動，右側髖關節向上移動時，左側髖關節向下移動；右側向下時，左側則向上。

請大家實際嘗試看看。

首先，採取站立姿勢，雙腳足底緊貼於地面也沒關係。試著在不觸摸髖關節的狀態下，讓左右側髖關節交替上下移動。

有什麼感覺嗎？坦白說，我覺得這種感覺不容易掌握。畢竟大部分的人並不了解髖關節上下移動的感覺。

所以，請大家回想一下第一章節介紹的中指突起手勢，用中指推壓鼠蹊部＝V字區中心點，這個部位的深處即髖關節。以中指為中心點，將所有手指置於髖關節上，再次讓髖關節上下移動。

相比之下，應該稍微感覺得到髖關節的移動吧。

稍微掌握那種感覺之後，慢慢從一公分至二公分、二公分至三公分拉大左右側髖關節的位移距離（＝往復行程）。動作緩慢也無妨，重要的是自己必須清楚掌握那種感覺。

那麼，左右側髖關節的位移距離大概有多少呢？

五毫米？一公分？一點五公分？還是二公分？

請先記住這個距離，接下來在手指按壓住髖關節的狀態下試試「原地踏步」。

現在又有什麼感覺呢？我想比起足底貼於地面時的左右側髖關節上下移動，多數人進行「原地踏步」運動時，髖關節的位移距離應該會縮短。

「原地踏步」時足底離開地面，雙腳的整體動作變大，髖關節位移的幅度理當也會變大，但多數人的結果卻完全相反。

大家在「原地踏步」之前，也都確實練習過髖關節上下移動。

但沒想到在「原地踏步」時，髖關節的移動距離竟然變小了……

透過這個方法可以知道，大家平時在「原地踏步」時，髖關節幾乎不會上下位移。

而說到髖關節的上下移動，「原地踏步」無疑地反映了當事人在行走時的運動方式。

至於髖關節的前後運動，為了在實際行走中取得一定程度的步長，髖關節會前後移動，但無論是「原地踏步」還是一般行走，髖關節的上下移動幅度幾乎沒有變化。

螺栓也無法充分發揮作用的「對軸迴旋運動」

基於先前說明的內容，請大家試著於「原地踏步」時努力擴大髖關節的上下位移距離和行程。

若要擴大髖關節的上下位移距離，必須將大腿和膝蓋抬得更高一些。髖關節上下位移距離在足底完全貼於地面時若是一點五公分，那現在應該要擴大至二公分。

有些人擅長從身體內側意識肌肉並活用髂腰肌，他們的髖關節上下位移距離甚至可以增加至二倍左右。相反的，不熟悉這麼做的人，可能會透過上半身前後左右擺動、腰部前後擺動、骨盆旋轉來移動髖關節。

實際上，只要努力追求傑出的身體使用方法、善用髖關節的身體使用方法，久而久之便能將左右側髖關節相對的上下位移「上下動」、前後位移「前後動」、左右方向水平位移「左右動」和「迴旋動」四種模式運用得非常熟練自然。

其中「迴旋動」是由上下和前後運動依序組合而成的位移運動。

好比轉動中的自行車左右踏板在相對位置中的迴旋運動，所以稱為「迴旋動」。

在專門術語中，我們將迴旋動稱為「對軸迴旋運動」。並非彼此旋轉的中心有實際物體存在，而是一種功能的概念。以自行車的零件來說，相當於曲柄軸部分，然而人類的髖關節並不存在這種物理功用的曲柄軸。左右側髖關節進行迴旋運動時，在功能上會彼此繞著各自位於中心部位的中心軸旋轉。

繞著正中心的中心軸旋轉的理想狀態，稱為「對軸迴旋運動」。

男子一百公尺世界紀錄保持者尤塞恩・波特，就是一位在絕佳狀態下將「對軸迴旋運動」活用得淋漓盡致的傳奇人物（※對軸迴旋運動的示意圖請參照38頁）。

關於尤塞恩・波特的短跑實力，曾經有人從步長、個子高卻跑得很快的觀點進行分析，但這些僅是表面現象，並非科學上的解釋，也未經科學證實。

這些確實是重要資訊，但超過一百九十公分的身高、九十公斤的體重，這種體格並不利於短跑選手，那為什麼尤塞恩・波特還能成為世界最快的短跑飛毛腿呢？

尤塞恩・波特不僅連續三年榮獲世界奧運的三冠王頭銜，更於二〇〇九年於男子一百公尺短跑項目中，跑出自己也難以再刷新的九秒五八驚人世界紀錄。這是尤塞恩・波特二十二歲時的戰績，原本極可能再次更新自己的紀錄，但不曉得為什麼尤塞恩・波特最終沒有刷新紀錄就引退了。

這項運動需要高度技術，而且支撐高度技術的要因既複雜又難以理解，雖然二十歲後半的體力、體能和經驗足以讓選手更加成長，但他最後仍舊無法更新自己的紀錄。

這個典型的複雜又難以理解的要因，就是髖關節的「對軸迴旋運動」。

想讓對軸迴旋運動做來駕輕就熟，最重要的是流程

最近在運動界經常聽到「髖關節旋轉」這句話，但正確理解這句話的人其實少之又少，髖關節旋轉的真正運動構造是「對軸迴旋運動」。

這裡有幾個重點，首先，大前提是必須有上下動和前後動這兩種運動成分的存在。這兩種運動要依序輪替、朝正確方向運作，並且左右側髖關節調和以成立實際並不存在的軸心，然後持續不斷運動，就會形成「對軸迴旋運動」。

近年來開始有人模仿尤塞恩・波特並學習「對軸迴旋運動」，像是美國更以此為首，有頂級運動訓練團隊設計出讓選手像蜥蜴般在地上爬行的姿勢，進行類似匍匐前進的運動訓練。

但關於「對軸迴旋運動」，筆者我才是這個領域的世界先驅，早在尤塞恩・波特之前，我就已經以女子馬拉松世界紀錄保持者拉德克莉芙，以及男子二百公尺項目，日本史上初次榮獲世界田徑錦標賽第三名的末續慎吾為例，發表一些擁有相同運動構造的選手的相關文章。

從我的研究中可以得知，不少運動選手對「對軸迴旋運動」趨之若鶩，立即嘗試且埋頭苦練，但這樣的流程並不正確。

如前所述，「對軸迴旋運動」包含上下動和前後動的運動成分，是必須合理且克服重重難關才

得以完成的運動。以正確流程來說，最重要的是必須先熟悉上下動，其次是前後動，當兩者都駕輕就熟後，自然會產生「對軸迴旋運動」。

現在請大家先從「上下動」的訓練開始吧。

大家體驗過足底貼於地面狀態下的髖關節上下移位訓練，以及「原地踏步」狀態下的髖關節上下移位訓練，相信已經有所體認和體會。

坦白說，要感覺髖關節的上下位移並不容易，除非藉由手指的按壓輔助，否則真的難以想像。

相較於此，以髖臼窩為中心，球形關節側＝股骨側進行曲柄運動則比較容易了解。尤其對知道髖關節所在位置的人來說，更是容易理解。好比固定住肘關節位置，以肘關節為中心進行前臂的屈曲與伸展運動，這對大家來說都是相當簡單易懂的概念。

但髖關節的上下運動真的比曲柄運動難以理解一百倍以上。

困難之處在於大家收到「讓髖關節上下移動」這樣的指令時，肯定有人無法理解是什麼意思，即便稍微做得到，也會擔心「這樣就可以了嗎？」。

這是一種在現實生活中不容易發生的運動，正因為不容易發生，就要仰賴先前的設定條件，足底貼於地面並用中指指尖壓住髖關節，透過手指仔細摸索位移多少毫米……藉由這樣的過程來認知髖關節的上下移動。

人類一旦收到「用手指壓住，仔細摸索位移多少毫米」這樣的指令，通常能發揮極為驚人的注意力。如同看過大腦支配領域就能一目了然，手指指尖也擁有相當出色的解析度。以數位相機的影像來比喻，指尖有壓倒性的總畫素，再加上有「位移多少毫米」這種可用於比較的尺度單位，更有利於提高注意力。

除此之外，在指尖協助下進行「原地踏步」時，髖關節的上下移動距離會縮短。

由此可知，在普通的「原地踏步」狀態和一般行走狀態下，幾乎感覺不到髖關節的上下移動。其實這也等同於髖關節幾乎沒有上下移動。

而本章節的目的是為了進一步活用髖關節的上下移動，因此閱讀本章節時，還請大家務必仔細思考一下髖關節的上下移動。

在體育運動情況下活動髖關節

踢球就是活動髖關節

上下移動髖關節有什麼好處？現在讓我們稍微聊一下。

我曾在引言中說過「髖關節位於身體中心」，相信大家應該已經將「中心性」理解為曲柄運動的中心軸了。

我們先複習一下曲柄運動。相對於髖關節的髖臼窩，球形關節＝股骨進行旋轉運動是典型的曲柄運動，重要的中心軸關節＝髖關節的動作極小，但大腿末端，亦即膝蓋部分的動作會變大。再進一步跑步、踢球的話，足部也會跟著一起動。

我們以踢球為例，首先要將足尖向後抬起，然後往球的方向擺動，踢到球之後順勢往前方移動。這是一個非常大的動作，以足尖移動的距離來說，大約是一公尺的圓周運動。

至於髖關節的旋轉角度，大約是一百二十度，然而就髖關節的髖臼窩和球形關節向內移動的長度而言，其實也才短短數毫米的距離。

所以大家才會認為「原來髖關節的中心性指的是這個意思啊」。

其實這麼說也沒錯，現在我們再稍微深入聊一下。

事實上，這並非曲柄運動，也不是關節面上的旋轉運動，而是髖關節本身的自體運動。以足球的踢球動作來說，髖關節本身就位於後方，從股骨和膝關節向下延伸的下肢則位於更後方。如同要拉動下肢般，髖關節得先向前下方移動，最後再朝前上方移動。說得簡單點，就是從後方朝前方移動時，先一度向下再向上提起。

髖關節以這種方式移動時，會有一股很大的慣性力作用於被髖關節拉動的股骨下方部位，所以我們應該會有種「好重」的感覺。若是髖關節本身不動，僅是形成旋轉運動，就不可能會有這種感覺。

如前所述，髖關節本身先向前移動，再向下移動，然後緩緩向上並往前進，換句話說，髖關節並非以振動方式移動，因此股骨下方的小腿／足部從斜後上方被往下拉時，會因為足部尚停留於後方而使得髖關節的角度變大。

這時髖關節前方的肌肉被拉長，拉伸的肌肉具有因伸展性收縮而強烈收縮的特性。我們可以將這種現象稱作是彈簧效應。將彈簧充分拉長，並在繼續拉伸的過程中適時向上拉起。不這麼做的話，一旦放下腳便會直接踢到地面。而這麼做的話，則會在足部即將著地前先踢到球。

在這個動作中，包含了髖關節的上下與前後運動。

能否完成這個動作將決定你的射門是世界一流的等級，抑或是一流以下的等級。

而無法做到這個動作，即便肌肉再發達，下半身再壯碩，最終也只是既無威力又不具意義的射門。

此外，射門也講求方向性，對已經做好後舉姿勢準備踢球的腳來說，髖關節前進的同時向下移動，這樣腳就能在非常接近地面的軌道上移動。這時髖關節會優先於腳朝前方／上方移動，而相對於髖關節，足部動作往往大幅落後，並且於即將踢地之前先行接觸到球。

意思就是說，盡量踢球的下方使其彈跳起來，就不會發生將球踢過球門橫眉或側邊門柱的失誤射門。

踢球時藉由髖關節的率先移動，好比有人在前方引領般，這才是最重要的關鍵所在。

至於無法善用髖關節本身的前後動／上下動的選手，往往容易因為接觸球的足部角度上揚而變成將球由下往上撈起的踢球方式，導致球越過球門的機率變大，成功進入球門內的機率變小。

像這樣比較不同的足球射門方式，就能知道髖關節的上下動／前後動的威力有多大。

「跑」與「踢」的共同髖關節動作

關於踢的動作，除了足球以外，在其他體育運動中也都一樣。

舉例來說，踢拳道和泰拳中的踢腿動作幾乎一模一樣，只要學會髖關節自體的前後動／上下動，就能做出非常漂亮的迴旋踢。身材瘦小，線條纖細的一流泰拳選手之所以能做出極具威力的踢腿，全歸功於這樣的髖關節使用方法。

除此之外，和所有運動員脫離不了關係的「跑」，也能透過髖關節的前後動／上下動帶來更好的運動表現。

跑的時候，後方腳同踢球時的最初步驟，都會浮在半空中，然後同樣由後方移動至前方。從這一點看來，射門動作完全能套用在跑的動作上。

跑的時候用右腳向後踢，若同時也將右側髖關節向後移動（相對於左側髖關節），就會變成和足球中將球由下往上撈起，導致球越過球門橫眉的射門方式一樣。

另一方面，右側髖關節若從後方以邊向下邊前進的方式移動，會因為足部還停留在後方而使得髖關節的角度變大。換句話說，這樣的跑步方式會等同於一流選手的射門。

在這種狀態下，腳的肌肉伸展會進一步產生非常強大的彈力，當肌肉伸展至極限，便會將足部急速向前推進。這如同威力十足的球門球。

跑步和踢球的原理相同，若沒有及時向上拉起足部，足尖會直接擦撞地面，必須如同射門方式，在足尖即將著地前立即將腳向上拉起。

亦即從後方以邊向下邊前進，然後再次提起的方式移動足部。反覆操作這樣的動作，就會形成我們所謂的跑步。

左右腳輪流操作這個動作，右腳於後方伸展時，左腳準備著地。左腳抵達地面的同時，右側髖關節向下移動。這也代表空中那隻腳的髖關節會比軸心腳的髖關節還要低。

這在專門術語中，稱為「空中腰腳（髖關節）下垂」。這種髖關節現象會發生在超級一流的「跑步」運動中。

髖關節由低處往上升的同時向前移動，直到足部著地。而足部著地成為軸心腳時，軸心腳的髖關節會變得比對側腳的髖關節還要高。

左腳足部著地時，右腳髖關節比較低，右腳足部著地時，右腳髖關節又會變得比較高。左右側髖關節的高低隨著每一個步伐而輪流交替。

從整體來看，這就是一種「對軸迴旋運動」。本章節的前半段曾提過，對軸迴旋運動非常困難，由髖關節的前後動和上下動巧妙結合在一起，而且這兩種運動依序輪替、朝正確方向移動並

●何謂空中腰腳（髖關節）下垂

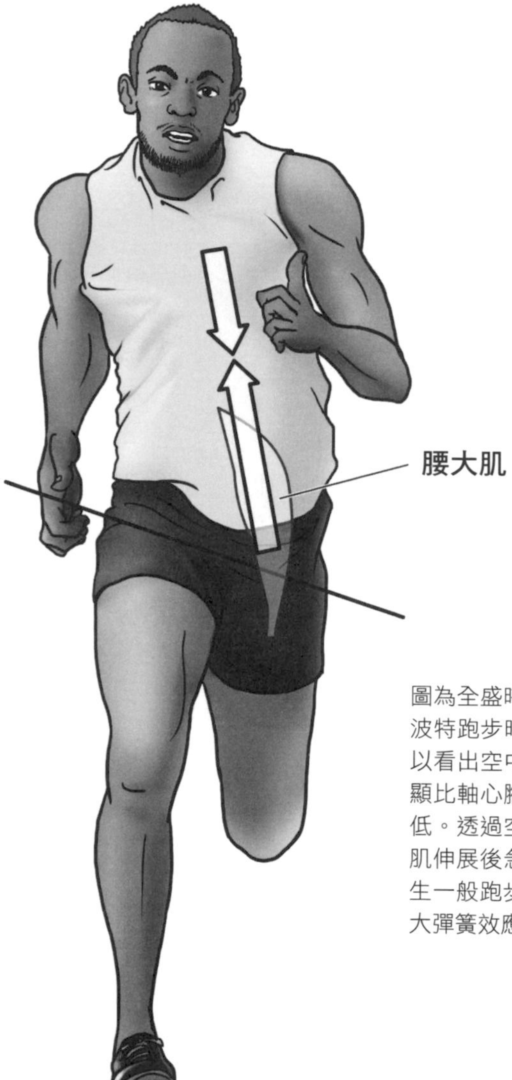

圖為全盛時期的尤塞恩・波特跑步時的示意圖。可以看出空中腳的髖關節明顯比軸心腳的髖關節還要低。透過空中腳側的腰大肌伸展後急速收縮，會產生一般跑步中不常見的強大彈簧效應。

繞著看不見的軸心持續不斷運轉。

光是一記精準的射門就已經非常困難，而超級一流的足球選手之所以能連續又快速射門，仰賴的就是跑步中的「對軸迴旋運動」。

將對軸迴旋運動具體展現出來的，就是締造世界紀錄的尤塞恩・波特。

至於日本足球界中，完美呈現「空中腰腳（髖關節）下垂」射門的則是全盛時期的中村俊輔。

他是日本選手中最突出且最厲害的，一個腰部微降，弧度十足的射門動作令人印象深刻。

跨越多個階梯

在開發髂腰肌的方法中，最容易上手的是「跨越多個階梯」。

①試著「一次跨越三個階梯」。別忘記放鬆和想像自己站在美麗銀色地心的上空六千公里處。成人最少一次跨越三個階梯，否則無法有效鍛鍊髂腰肌。

跨越的階梯數愈多，愈能增加使用髂腰肌至腰大肌的機會。髂腰肌其實是「腰大肌、腰小肌、髂肌」的總稱，其中最重要的是腰大肌。

腰大肌是一塊長條形肌肉，起自第十二胸椎至第四腰椎，與身體中心連結在一起。在身體構造上來說，腰大肌是形成中心＝軸心的重要肌肉。

基本上，腰大肌和髂肌進行協同作業，生理學上稱這種複合體肌肉為髂腰肌，這二塊肌肉的使用比例因動作而異。

放鬆後進行「一次跨越三個階梯」，有助於充分使用髂腰肌。請大家先從跨越多個階梯開始自我訓練。

●跨越多個階梯

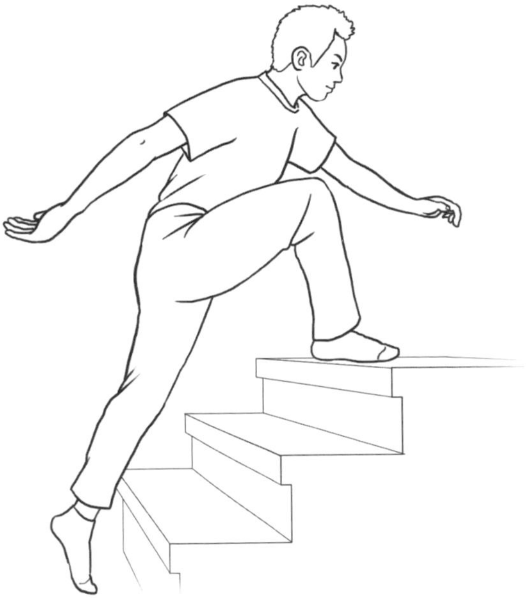

後方負重拉引法

關於後方負重拉引法，這裡為大家介紹兩種訓練方式，以下是兩者的共同基本動作。

①充分放鬆，想像自己站在美麗銀色地心的上空六千公里處，張開雙腳與腰同寬。
②右腳先伸直。
③左腳向前伸直，右腳打橫九十度。
④挺直身體，讓身體位於雙腳中央。
⑤骨盆的角度張開至六十度。

之一　主動負荷法

擺出前述①至⑤的姿勢，進一步放鬆身體，將重心大幅度前後移動，反覆進行這個動作。
這時的重點在於盡量不要讓身體傾斜。

重心向前移動時，注意前腳膝蓋不可過度彎曲。在不彎曲膝蓋的狀態下移動，位於後方的腰自然會下降。

骨盆的身體軸系角度以突出時四十度，回正時六十度為基準。

重心前後移動時，兩手置於左右髂嵴上，位於後方的腰＝「後腰」自然會下垂。

在後腰下垂的狀態下試圖將身體向前突出，髂腰肌會被拉長。

以左腳在後為例，若感覺腰椎左側和髂骨內側往上吊，那個部位就是髂腰肌。腰椎側的張力來自腰大肌，髂骨內側的張力來自髂肌。

最重要的大前提是後腰下垂。如字面所示，高度往下墜這一點很重要。

「後腰」顧名思義是後方腳側的腰部，這一側的腰往上拉提就無法進行這項訓練。請務必留意後腰高度一旦往上升，腰大肌和髂肌幾乎起不了作用。

在維持後腰下垂的狀態下將重心向前移動，腰大肌和髂肌會因為伸展受到刺激而變得活躍。

在足球運動中擺出腰大肌和髂肌伸展的姿勢，有利於做出漂亮的足背踢球動作。

腰部維持在後方且踢球腳側的腰部保持在低位，則有助於腰大肌和髂肌運作，特別是腰大肌。

而踢出去的球既能維持在正常軌跡上，同時也具有十足威力。另一方面，後腰位於低位造就必

●後方負重拉引法　之一　主動負荷法

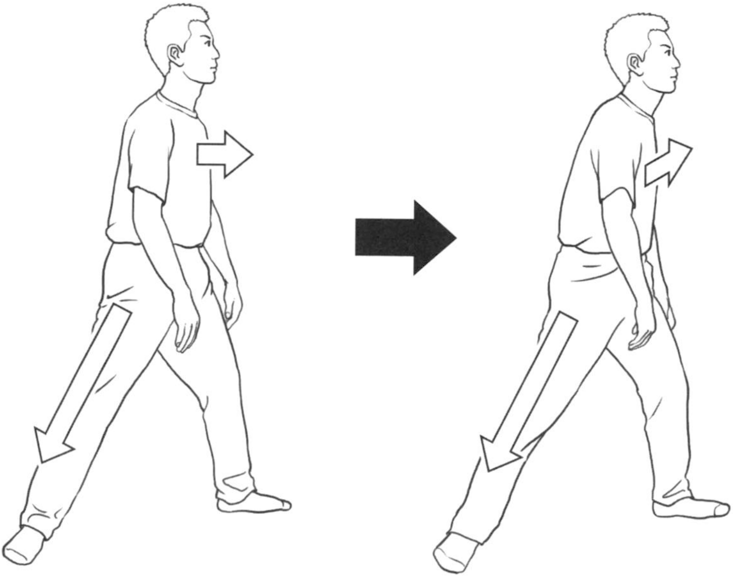

由上俯視時的軀幹角度

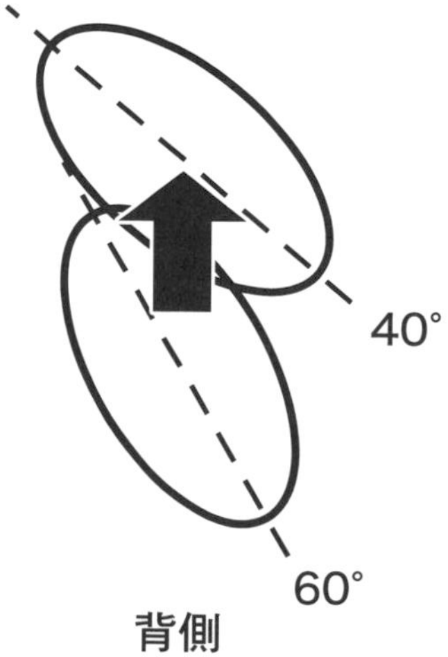

須拉提踢球腳的踢球方式，以及軸心腳側的腰和腳留在後方，才不至於變成將球踢過球門橫眉的撈球式射門。

通常會將球踢過球門橫眉，都是因為腰沒有留在後方且又不自覺上提，導致踢球點落在球的下方，而一旦由下往上踢，球自然會直接越過橫眉而無法進入球門內。

但是坦白說，主動負荷法並不容易。

相較之下，「跨越多個階梯」顯得簡單許多，無須思考得太複雜就能輕鬆鍛鍊髂腰肌。建議大家先將「跨越多個階梯」列入平時的訓練菜單中。

再次將重點彙整如下。

・全身確實放鬆，後腳足底貼於地面，感覺和腰椎、髂骨串連在一起。

・讓後腰往下墜。

・腰部從中央位置往前腳方向移動。腰椎在中央位置的正常前凸角度為六十度，前進時則為四十度，讓腰椎往返於這兩個角度之間。

・每往返一次，務必記得再次讓後腰下垂。後腰一旦上升，髂腰肌便無法發揮作用。

之二 被動負荷法

第二階段為「被動負荷法」。

①充分放鬆，請他人協助壓住足部，以稍微拖著腳的方式向前移動。

②緩慢移動，後腰確實伸展後再請他人放開壓住足部的手。

③這時的髂腰肌會被拉長。

腰椎在中央位置的正常前凸角度為六十度，前進時則為四十度。

若姿勢正確無誤，這個訓練方法帶來的效果相當大，大家能明顯感覺得到功效。正因為功效大，操作次數若過多，或者不休息地每天操作、覺得有趣而不斷操作，反而容易造成肌肉損傷。情況嚴重時恐有肌肉拉傷或肌肉斷裂之虞，所以切忌過度操練。

總而言之，這個方法並非輕而易舉，必須在操作過程中尋找最正確的姿勢。縱使姿勢正確，也務必小心不可以過度訓練。

「被動負荷法」是一種相當有效的訓練方法，練出效果後有助於將髂腰肌逐步活用至平時的各項體育運動中。

髂腰肌變靈活後，動作也變得更加順暢，難怪有人會求好心切地不斷重複同樣訓練動作。但同樣的道理，過度反覆相同的動作，極可能造成髂腰肌損傷。

在髂腰肌的損傷中，肌肉斷裂肯定很痛，但輕度疲勞造成的肌肉疼痛也非常難受。髂腰肌疼痛容易被誤認為腰痛，但腰痛是比較表面的疼痛，髂腰肌疼痛則更為深層。

●後方負重拉引法　之二　被動負荷法

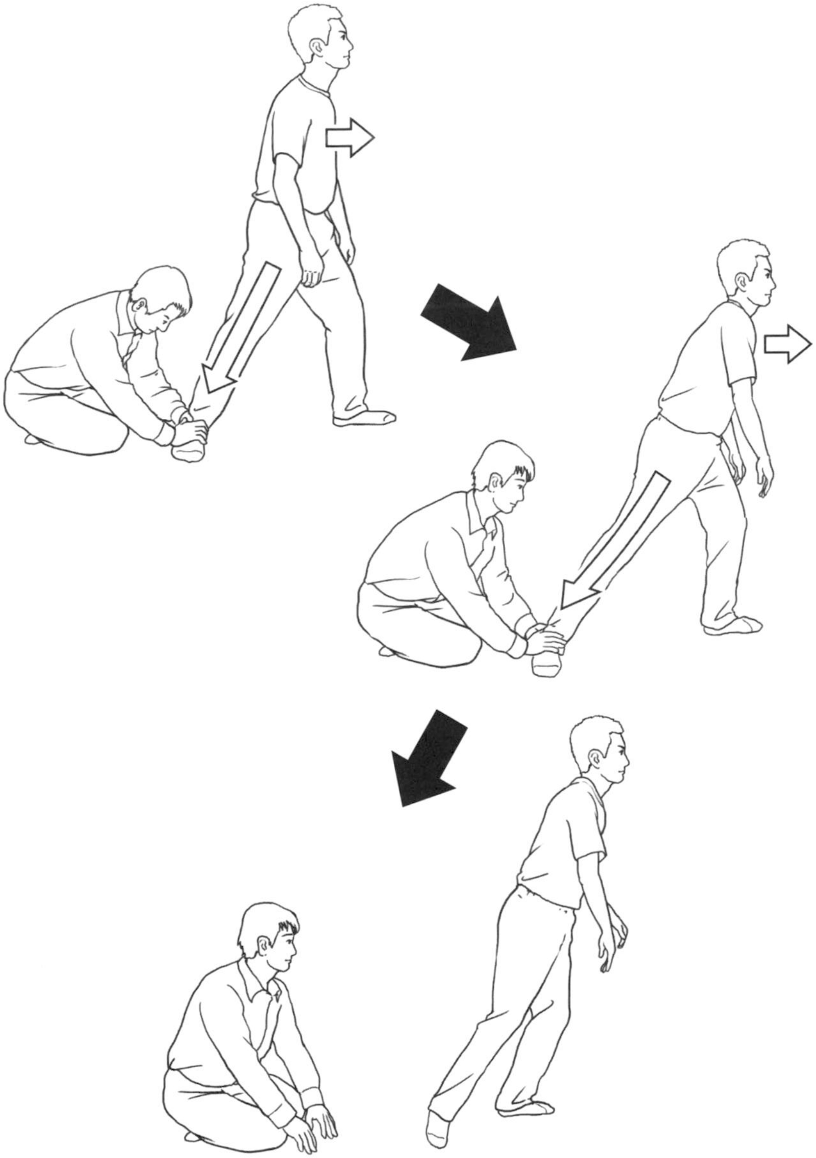

聽聞某種訓練方法對運動員很有效，相信任何人都會趨之若鶩想找出正確方法並進行訓練，一旦找到正確訓練方式且又有明顯功效時，求好心切地拚命練習也是人之常情。

然而愈是有效的訓練方式，愈要注意千萬不可以訓練過度。

在上一本著作《肩胛骨》中提到的薦骼關節，運動員也是花費好幾年的時間訓練，才得以讓薦骼關節移動數毫米，所以短時間內突然變得非常厲害，通常都有連帶風險。由此可知，盡快找出正確訓練方式，並確實掌控訓練量才是上上策。體育運動中的動作適量掌控也是非常重要的。

請務必牢記，動作突然變得特好又順暢時，若不懂得稍加克制，很可能會造成損害。

如上所說，這個訓練方法實非容易，要找出正確方式和正確姿勢確實有些困難。

尤其是請他人幫忙按壓足部的「被動負荷法」，若直接將「腳踝沙包」等體適能裝備穿戴於腳上，危險性可能更大，切記千萬不要這麼做。

骼腰肌和其他肌肉一樣，為了肌肥大、肌肉變強大，至少一個月要鍛鍊一次，才有可能達到肌肥大的效果。建議先慢慢增肌，讓肌肉變粗變強，然後再使用這些肌肉進行訓練。

空中腰腳（髖關節）下垂步法

第三個是「空中腰腳（髖關節）下垂步法」，如字面所示，這是一種「步行」方法。

①想像自己站在美麗銀色地心的上空六千公里處，先從普通的「原地踏步」開始。別忘記充分放鬆髖關節。

②左右腳交替重複放下／抬起動作，進行「原地踏步」。

③從「原地踏步」改成四處走動的「步行」。

④步行時也要確實擺動手臂。

●空中腰腳（髖關節）下垂步法——原地踏步

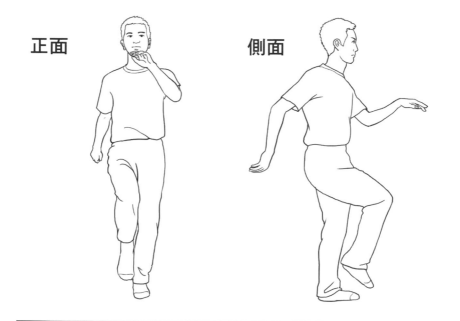

正面

側面

●空中腰腳（髖關節）下垂步法——步行

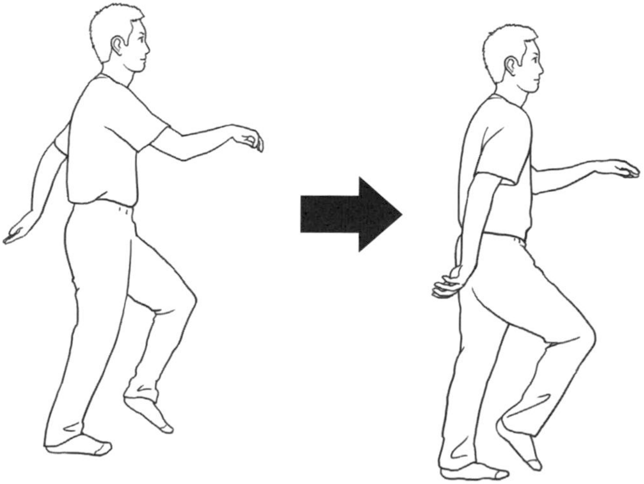

透過「搖動緩解運動」開發轉子

在上下運動中加入搖動緩解運動

如前述內容所示，從髖關節的前後動／上下動的方式著手，出乎意料之外地很快就能完成「對軸迴旋運動」。

因此我們不能只設限於一種體育運動項目，例如只看跑步，其實無法輕易了解對軸迴旋運動的構造，但從足球的足背踢球方式來看，就相對容易理解。

想讓髖關節的前後動／上下動更有效果，需要前面介紹過的邊搖動邊緩解的「搖動緩解運動」、邊伸展邊緩解的「伸展緩解運動」，以及邊摩擦邊緩解的「摩擦緩解運動」。

尤其「搖動緩解運動」更是不可或缺。

引言中曾經提過，髖關節四周有許多肌肉，而且多半進行等長收縮運動，因此普遍存在著僵硬問題。

而這也是造成髖關節遲鈍的一大原因。換句話說，髖關節就是因為包在僵硬的肌肉裡面，反應才會變遲鈍。

基於上述理由，必須使用各種手段緩解僵硬的肌肉。

而伸展運動應該能夠達到一定程度的效果。

之所以這麼說，是因為在這之前只有伸展運動這個方法。想要更進一步活動髖關節、開發髖關節的選手，只能賣力進行伸展運動，而培訓員或教練也只能為選手安排一些實質性的伸展訓練。

但無論選擇哪一種伸展運動，成效全取決於能否精準完成這些伸展動作。

所謂「精準」，誠如引言中所述，要確實理解髖關節的狀態，並且確認該加強意識的部位及進行重點式的伸展訓練。

正確掌握髖關節的位置非常重要，但進行伸展運動究竟是為了更加深入理解髖關節的位置，亦或是為了緩解造成髖關節遲鈍的肌肉僵硬，將髖關節自肌肉束縛中解放出來，這兩種目標截然不同。

同樣是進行伸展運動，充分理解目標也是很重要的。

由此可知，伸展運動對髖關節的開發也有一定程度的功效。

但光靠伸展運動難以打造優質的髖關節腦，要開發出像C羅或梅西般的髖關節也不簡單，何況是打造像波特一樣的髖關節腦，那更是不可能。

然而，搖動緩解運動卻能將不可能的任務變成可能。

相信各位讀者已經嘗試過在站立姿勢下讓髖關節上下移動，任何人應該多少都做得到。假設要讓移動距離更深入、更長，而且確實充分理解自己在做什麼、能做到什麼程度、做不到什麼程度，最好的方法就是加入搖動緩解運動。

簡單說，加入搖動緩解運動的上下動是最為理想的訓練方法。

搖動轉子，使其上下緩解

請各位讀者站起來試試看。

首先，擺出中指突起手勢，以中指按壓住V字形中心＝髖關節，輕輕搖動髖關節。手指按壓單側髖關節時，以髖關節嘟噥個不停的感覺，搖動髖關節的同時也喃喃自語「嘰哩呱啦，嘰哩呱啦」。掌握到「嘰哩呱啦，嘰哩呱啦」的感覺後，再換另外一側髖關節重複同樣的動作。千萬別忘記……想像自己站在美麗銀色地心的上空六千公里處。

如此細微的搖動能幫助大腦確實掌握髖關節的位置，同時也能放鬆並且緩解髖關節周圍肌肉的僵硬。

現在請大家搖動右側髖關節的同時向下移動，然後搖動左側髖關節的同時向上移動。

接著左右側交換，左側髖關節向下移動，右側髖關節向上移動。重複數次。訣竅是盡可能垂直向下移動，而對側髖關節則是盡可能垂直向上移動，請試著加大左右髖關節的高低差。

相較於本章最初的實驗結果，是不是覺得左右高低差變大了呢？嘴裡同時念著嘰哩呱啦和單純上下移動髖關節相比，髖關節的靈活度會好上二倍至二點五倍之多。

請仔細品味一下這種靈活移動的感覺。

大家覺得怎麼樣？是不是覺得輕鬆許多？是不是覺得移動起來暢快許多呢？另一方面，上下移動髖關節時若沒有搭配嘰哩呱啦地搖動髖關節，反而會有種硬梆梆的不適感，請大家牢記這兩者的不同之處。

接下來，請試試看「原地踏步」。

大家應該感覺得到原地踏步變輕盈，阻力也小了許多。

接著再以「原地跑步」進行確認，是不是不一樣了呢？

像這樣加入搖動緩解運動，立刻感覺得到動作的改變，是因為透過髖關節的小幅度擺動，有助於大幅度增加訊息量。

請大家想像一下，將手伸進一個看不見裡面的袋子裡，若有人問起裡面裝了什麼，相信大家肯定會在袋子裡四處移動手指，透過捏掐方式確認形狀。

這個動作就好比是搖動緩解運動（※詳細內容請參照209頁）。

搖動緩解運動適合用於體育運動中

了解身體關節有兩大方法，其中一個方法是伸展運動。擴大可動範圍至關節有點吃力的程度，有助於提高我們對關節的意識。但負荷再繼續增大，恐會造成關節受損，再怎麼說，尚未造成損害之前的程度已足夠充分理解關節。這就是利用伸展運動＝伸展緩解運動來認識關節的方法。

利用伸展緩解運動來了解關節屬於靜態方式，慢慢伸展關節並感覺「疼痛」是靜態的。此外，透過施加重量以張開雙腳、彎曲膝蓋，或者用手撐開大腿這一類的伸展，並非髖關節本身的運動，而是藉由外力的被動運動。

亦即透過伸展運動以確認關節的方法屬於靜態，再加上具有受外力影響的被動特性，因此非常不同於實際體育運動中的動作。

從腦功能的角度來看，這並非主動的關節意識，而是一種被動感覺。

我在研究過程中發現，「伸展運動確實有助於掌握關節位置，但和體育運動中的動作並無直接關係」。我思考著或許可以運用家傳武術中的搖動身體、摩擦身體，促使動作更為圓滑，於是最終統整出透過科學的搖動緩解運動與摩擦緩解運動，掌握關節的訓練方法。

透過搖動緩解運動來掌握髖關節位置的方法，先前大家已經體驗過，於站立姿勢下就能操作。因此對運動選手來說，縱使已經站上球場或運動場，都還來得及透過這個方法掌握髖關節的位置。而且競賽中若遇到需要使用髖關節的動作，也都能及時透過和基本髖關節移動方式相同或近似的動作來掌握髖關節位置。

另一方面，由於是透過自己的意志來活動髖關節，大腦會自主掌控髖關節的動作。使用指尖並搭配喃喃自語「嘰哩呱啦」，當然也能協助移動髖關節，但試圖讓髖關節自體移動的話，大腦的影響力仍舊是最大的。

而且這樣的運動也最為接近實際體育運動中的動作，有別於大幅度伸展關節而衍生的靜態刺激。

體育運動的最核心動作能幫助我們認識髖關節，這同時也是搖動緩解運動的最大優點。

垂直活動髖關節

體育運動最基本的動作是站立。除了游泳、衝浪、騎自行車等例外，任何體育運動都需要用雙腳筆直站立，任何動作也都從站立姿勢開始。C羅經深思熟慮後踢出驚人的自由球，但在那之前，他也是先用雙腳站立在地面上。

即便不斷反覆操作各種動作，但雙腳直立狀態才是體育運動的基本原形。雖然這是極為理所當然的事實，卻還是有許多人不明就裡。棒球中的投手同樣是先雙腳站立，然後大幅度提腳、放下後再將球投擲出去，最後再次回到雙腳站立姿勢。其他體育運動亦同，雙腳站立是最基本的姿勢，是所有體育運動的共通點。

由此可知，想像自己站在美麗銀色地心的上空六千公里處，於雙腳站立狀態下摸索髖關節，並進行確實掌握髖關節位置是訓練的關鍵所在。

此外，放鬆髖關節周圍的肌肉，讓髖關節能夠輕鬆活動也很重要。理解髖關節的位置是為了讓大腦區分肌肉組織與髖關節的不同，一種是能變軟變硬，具有高度自由變化成分的肌肉，一種則是無法隨意變動的骨骼。

體育運動始於雙腳站立，所以無須多做解釋，最重要的就是必須在站立狀態下才能做出各種五花八門的動作。

C羅的漂亮射門也一樣，先是雙腳站立，確實掌握髖關節的位置，充分放鬆髖關節周圍的肌肉，正因為大腦清楚區分肌肉和骨骼的不同，最終才能有如此出眾的運動表現。

而這就是搖動緩解運動優於伸展運動的理由之一。

伸展運動中，股骨相對於髖關節進行各方向的被動運動，只能藉由近乎疼痛的刺激來確認髖關節的位置。相對於這種靜態伸展運動，握住膝蓋並繞圈似地轉動股骨，即使未達可動範圍的極限，也能對髖關節位置有一定程度的感覺，並且能夠進一步放鬆髖關節周圍的肌肉。但這終究屬於被動運動，和體育運動的基本姿勢不一致。

另一方面，搖動緩解運動中特別將注意力擺在「垂直移動髖關節」，這對提高垂直意識很有幫助，能讓身體記住這種感覺，不僅使髖關節更為順暢活動，在「原地踏步」中，足部還會如同跳躍般輕快抬起、輕快放下。而輕快放下的腳也能瞬間伸得筆直，以成為支撐體重的支持腳。

事實上，這樣的著地與離地動作是最基本的身體運動能力。

體育運動中最基本的身體運動就是「原地踏步」時的著地／離地。髖關節進行垂直方向的自體運動時，不僅拉動股骨使腳向上舉起，也在髖關節垂直運動的帶領下將腳放下。若這整體運動都發生在沿著地心的軸線上，將可能在跳躍中做出相當漂亮的著地／離地動作。

這也是所有體育運動最基本的運動能力，雖然毫不起眼，但愈是優秀的選手，愈能將這不起眼的動作做得既紮實又出色，也才能在基本以外的動作上，拉大和其他選手之間的差距。

「前後」搖動以放鬆轉子

接下來，請試著操作「前後動」（※詳細內容請參照210頁）。

在房間裡操作也沒有問題，請先試著步行五至十公尺。

做完上下動接著做前後動，由於先前的功效還在，髖關節仍具有一定程度的垂直性，所以走路姿勢漂亮又標準也不足為奇。

在站立不動的姿勢下，用中指突起手勢頂在髖關節上，想像自己站在美麗銀色地心上空……搖動髖關節的同時，嘴裡喃喃自語「嘰哩呱啦、嘰哩呱啦」。

加入數次上下動時，嘴裡同樣念著「嘰哩呱啦」。

「嘰哩呱啦」的同時抬起右側髖關節，「嘰哩呱啦」的同時垂下左側髖關節。左右交替數次後，「嘰哩呱啦」的同時將左右側髖關節擺回中間位置。

接下來，「嘰哩呱啦」的同時將右側髖關節向前突出；「嘰哩呱啦」的同時將左側髖關節向後方移動。

移動至極限後左右側交換，「嘰哩呱啦」的同時將左側髖關節向前突出；「嘰哩呱啦」的同時將右側髖關節向後方移動。

左右側交換反覆進行數次。

前後動其實不容易，不僅腰部必須繞著身體軸心轉動，而且務必留意髖關節並非轉動，而是直線移動。

有些人在操作前後動時無法充分放鬆髖關節四周，因此嘴裡喃喃自語「嘰哩呱啦」，放鬆再放鬆是非常重要的。

重複二至三分鐘後，讓髖關節恢復至中間位置，然後試著四處走動一下。

有什麼不一樣的感覺嗎？

相信大家應該感覺得到雙腳能夠極為順暢地不斷向前推送，並非只有腳尖，而是發自雙腿根部。走路步伐變大變順暢，比起跨步讓腳尖抵達遠處的感覺，更有種軀幹乘著雙腳讓整個身體軸心不斷向前移動的感覺。步長取決於髖關節的移動距離。股四頭肌放鬆不施力，不用特別賣力，走路速度就會變快。

相信多數人都會有這種感覺。

而重點是進行這項訓練才短短數分鐘，「前後動」就能讓髖關節的移動距離從數毫米變成十數毫米。

除此之外，無須特別賣力就能加大步長且加快走路速度，這種不需要特別賣力的感覺非常重要，畢竟走路需要特別出力即代表需要花費精力，隨之而來的是必須耗費更多肌力才能加大動作。然而將賣力用在這個地方是沒有意義的。

總而言之，在同樣賣力的情況下，實力和運動表現是否出色取決於客觀運動能力的提升狀況。在體育運動中，最重要的就是能否以相同的賣力程度，表現出更快速、更精準、更強大的動作。以足球選手奪球、拳擊手試圖揮拳反擊為例，二位選手互相對抗時，一位卯足勁賣力奮戰，一位輕輕鬆鬆應戰，你們覺得哪位選手比較占優勢呢？

當然是輕鬆應對，看似不賣力的選手比較占優勢。不賣力表示選手還游刃有餘，一旦有「稍微認真賣力點好了」的想法，便能即刻扭轉僵局，勢如破竹地壓制對方。

C羅在重重後衛包圍下漂亮射門時，也不見他有什麼特別賣力的神色。但相反的，若他當下顯露賣力奮戰的臉色，表示他極可能會遭到其他選手的壓制。

反過來利用「中心性」開發髖關節

大家應該已經體驗過髖關節的上下動和前後動了吧，這是十分重要的體驗。前後動的動作其實很小，搖動緩解髖關節的同時，筆直地前後錯開左右側髖關節，這時的移動距離大概多少呢？我想最大差不多二十毫米吧。

覺得自己移動距離更大的人，很可能不是在直線上移動髖關節，而是以腰為軸系進行單純的旋轉運動。不能否認這對髖關節的開發多少還是有些幫助，但這在高度身體運動中會是一個大問題。畢竟腰部旋轉可能會剝奪提升運動能力的機會。

其次是搖動緩解運動。大家進行搖動緩解運動時，動作幅度大約多少呢？移動幅度應該會更小，僅僅數毫米。數毫米的小動作能使髖關節前後位移二十毫米左右。

只要再稍微多動一下，步長可能突然增加一點二倍、一點三倍，速度也會同樣倍增。而且本人根本不需要特別賣力，不僅沒有吃力的感覺，還明顯感覺得到移動速度大幅增加。

這一點非常重要。

先前提過「中心部位的動作雖小，末端的動作卻可以變得很大」。中心部位的動作小而不容易察覺，所以位於中心部位中心點的髖關節，以及位於髖關節中心的轉子更是難以理解與掌握。

引言中介紹過的「三大遲鈍」之一的「中心性」指的就是這個意思，但我們只要反過來善加利用「中心性」，其實也能有效開發髖關節。

反過來活用髖關節遲鈍的最大主因「中心性」，不僅有助於正確掌握髖關節，更能放鬆髖關節周圍的肌肉，以利活動。動作細微沒關係，一個小動作就能造就不凡的運動表現。

反過來利用髖關節的中心性能夠化腐朽為神奇，也唯有如此，才得以實現搖動緩解運動中的上下動和前後動。

事實上，搖動緩解運動的範圍僅數毫米，髖關節自體運動的幅度最多也只有二十毫米左右，正因為這個小動作具有「中心性」的特性，愈末端的動作才愈有驚為天人的表現。

這同時也是優秀運動員的祕密。如今這個祕密已經成功解密，只要正確且仔細地操作每一個動作，任何人都做得到。

這裡所指的每一個動作，其實就是「轉子上下搖動緩解法」、「轉子前後搖動緩解法」，另外再加上「轉子水平橫向搖動緩解法」。

搖動轉子，「水平」移動

接下來，請大家體驗一下「轉子水平橫向搖動緩解法」(※詳細內容請參照212頁)。

依照慣例，想像自己站在美麗銀色地心的上空六千公里處，用手沿著延伸自地心的軸線，宛如通過脊椎般在身體前方畫直線，然後再用中指搖動緩解髖關節，別忘記嘴裡喃喃自語「嘰哩呱啦、嘰哩呱啦」。

搖動右側髖關節的同時，不斷向右側水平移動，然後再同樣水平移動回到原位。接著換左側髖關節，搖動左側髖關節的同時，不斷向左側水平移動。左右交替反覆進行數次。

重複數次之後，搖動右側髖關節的同時，不斷向左側水平移動，然後再水平移動回到原位。接著換左側髖關節，搖動左側髖關節的同時，不斷向右側水平移動。

重複數次之後，搭配腳的左右移動步法並做出類似桌球揮拍的動作。

現在有什麼感覺嗎？是不是覺得動作輕盈許多？

嘗試一下棒球的打擊動作，應該也會有所感覺才對。

再向大家推薦踢足球。嘗試一下傳球時最常見的腳內側踢球。軸心通過所有動作，每個動作都變得輕而易舉。

想像自己是網球接球者，架好等候姿勢以迎接來自左側或右側的球。這同樣也是有既定軸心讓身體方便左右移動。

而相撲中由蹲踞姿勢起身，從對方伸出的手臂外側抓住對方腰帶，以試圖要將對方提起來的方式從側邊進攻，這一整體的動作也會變得靈活許多。

或許有不少人覺得左右動比上下動、前後動困難，這是因為在現代社會裡，我們的日常生活中沒有太多需要左右移動的機會。

如引言中所述，人類的骨盆構造十分特殊，呈Z軸方向（橫向）延伸的形狀。相較於人類，四足類動物的骨盆趨於封閉，肩胛骨也同樣封閉並朝X軸方向延伸，因此多數四足類動物不擅長橫向移動。不僅我們難以想像馬和狗的腰會左右移動，實際上牠們也根本不會橫向移動。

然而人類卻能夠做到這一點。

想要鍛鍊橫向移動，一般會給予近似步法訓練的動態伸展運動。需要這類動作的體育運動如桌球、網球、棒球、足球，以及含左右移動元素在內的滑雪等，都需要近似步法訓練的動態伸展運動。

在膝蓋微彎的姿勢下，以適當步長向左右移動軀幹的代表性訓練方式，我命名為「滑動式訓練（Slider）」、「蜘蛛滑動式訓練（Spider）」。簡單說，這是一種進行低負荷肌力訓練的同時，以突擦法提高髖關節感覺的動態伸展運動。需要左右移動元素的運動員尤其需要積極投入這項伸展運動。

作為前導的「轉子水平橫向搖動緩解法」等訓練也相對占有一席重要地位。

這顛覆了原本髖關節（位於中心位置）具有「中心性」的負面特性，讓它從缺點變成優勢。對了，同樣別忘記想像自己站在美麗銀色地心的上空。

擁有出色的髖關節腦以促使髖關節活動自如，這是最基本的原則，若能另外搭配動態伸展運動，將能在需要左右移動的運動裡呈現出最完美的表現。

用自己的大腦和身體實際驗證理論

雖然從自己的口中說出來有些厚臉皮，但還是要跟大家聊聊我四十歲的初次滑雪經驗。

我沒有高山滑雪或使用雪杖在滑雪場上滑雪的經驗，但說到自由式滑雪，我的速度搞不好比高山滑雪的世界冠軍選手還要快。

實際上，我曾經和全日本高山滑雪選手賽的優勝者進行比賽，我甚至以快他一倍以上的速度滑完全程。以全國視聽者為對象的ＮＨＫ電視台曾播放我和前全日本滑雪技術選手權的職業滑雪好手金子裕之先生比賽的影片，那時我的速度確實比金子先生快上三倍。有些看過影片的人說：「那是因為金子先生放水吧？」這可是子虛無有的中傷，真的沒有這回事。

ＮＨＫ電視台拍攝這段影片時，金子先生所帶領的一行將近三十人的滑雪隊也在現場觀賽。金子先生的二位兒子也以選手身分到場，所以金子先生不可能在自己兒子面前刻意輸掉比賽。

金子先生當時以拿手絕技「高速平行左右擺動（無煞車平行左右擺動）」，卯足全力滑下斜坡。

附帶說明一下，平行左右擺動的滑雪技術原是一種在急陡坡上邊煞車邊滑行的安全滑降技術。活躍於七〇至八〇年代，史上最傳奇的高山滑雪天才英格曼・史丹馬克來日本訪問後，以平行左右擺動的滑雪技術贏過使用直線滑降技術的日本選手，這一幕極具衝擊性的畫面震驚眾人。大家萬萬沒想到史丹馬克的平行左右擺動法竟然比直線滑降法還快，不久之後，國內便開發出「高速平行左右擺動」技術。

和我較勁的金子先生當時使用比直線降滑法更快的「高速平行左右擺動法」滑行，而我則採用速度較平行左右擺動法慢且轉彎弧度更大的併腿轉向法滑行，但最後我以快上金子先生三倍的速度取得壓倒性勝利。

據說金子先生和世界盃冠軍的差距頂多二至三成，這樣大家就能知道我的速度有多快了吧。

這是滑雪界眾所皆知的事實。

高山滑雪的選手中有幾位聽聞這個消息後，前來找我挑戰，我也一一取得壓倒性的勝利，他們不僅舉白旗甘拜下風，還對我說：「請務必保密，絕對不要透露我的名字。」

滑雪上的運動表現再次驗證了只要反過來活用髖關節的遲鈍，勤加鍛鍊中心性，就能成就末端的出色運動表現。

身為一名科學家，最大特色就是凡事以科學角度進行實證。不斷開發並發表新穎且稱得上奇葩的理論，雖然容易被他人定位成理論家，但我還是以身為凡事必經科學實證的科學家感到自豪。

讓選手驗證我的研究成果是方法之一，但由我親自驗證的話更加理想。這不僅能成為自己人生中最大的財富，更能親自用自己的大腦和身體真正做到理論與實踐的結合。基於這種最真誠的想法，我親自透過滑雪來進行驗證。

那麼，為什麼我會選擇滑雪這項運動呢？

其實在我四十歲之前，幾乎沒有什麼滑雪經驗，但我從小受過不少武術訓練，一般陸地上的競技，我還算能夠輕鬆完成高水準的運動表現，也因為這樣的緣故，我認為既然要驗證自己提出來的運動理論，就不該使用自己拿手的運動項目來實驗。坦白說，即便是籃球的一對一鬥牛，日本代表隊的控球後衛也未必能超越我。

於是我決定透過自己完全沒有經驗的體育運動來驗證自己的理論，最終選擇了滑雪。

剛開始嘗試的時候，由於雪地的特殊條件過於與眾不同，陷入了一場苦戰。不斷發生跌倒、衝入滑雪場上的人群中、撞到樹等悽慘狀況。

其實除了我以外，還有一位中高齡的著名武術家跟我一起接受挑戰，他擁有超強的空手道實力，運動能力十分出色，但他在緩坡上一站到滑雪板的瞬間便開始滑行，之後失控滑下陡坡而撞上停車場的觀光巴士……就這樣滑雪再也與他無緣了。

這位空手道大師擁有驚為天人的運動能力，能夠跳上天花板上的橫梁，用手指和腳趾的力量攀附。然而就算擁有驚人的能力，一旦遇上站在兩塊滑雪板上的滑雪運動，也只能舉雙手投降。畢竟在安定陸地上戰鬥的武術和站在雪地上滑行的滑雪，兩者的各項條件實在相差十萬八千里。

●轉子上下搖動緩解法

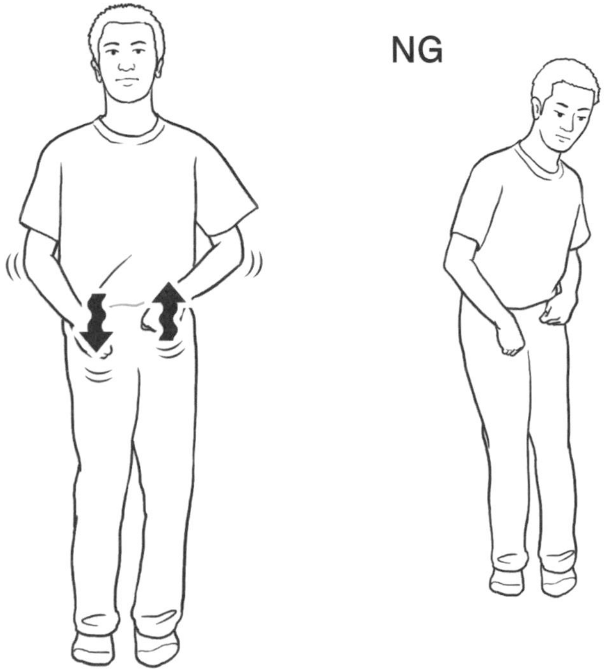

①採取NPS站姿，想像自己站在美麗銀色地心的上空六千公里處。感覺垂直的中心軸穿過自己的身體直上天際。
②使用中指突起手勢鬆解髖關節。
③使用中指突起手勢鬆解髖關節的同時，嘴裡喃喃自語「嘰哩呱啦、嘰哩呱啦」，透過細微搖動以緩解髖關節。
④細微搖動緩解髖關節的同時，左側髖關節垂直向上，右側髖關節垂直向下移動，動作過程約五至十秒。特別留意骨盆不能有類似旋轉的動作。
⑤移動至將近可動範圍的極限之前，亦即可動範圍的九成距離時，維持這個姿勢三至四秒，並在這個狀態下繼續細微搖動髖關節。
⑥持續細微搖動髖關節，並以五至十秒的時間慢慢將髖關節回正。
⑦接下來換成左側髖關節垂直向下，右側髖關節垂直向上，以同樣的時間操作同樣的步驟。
⑧移動至將近可動範圍的極限之前，亦即可動範圍的九成距離時，維持這個姿勢三至四秒，並在此狀態下繼續細微搖動髖關節。最後以同樣時間慢慢將髖關節回正。
⑨「左向上，右向下」、「右向上，左向下」，以同樣的時間反覆交替進行數回合。
⑩嘗試讓髖關節自體活動，而非全仰賴手指或手掌的力量。特別留意髖關節向下的同側膝蓋向前突出且骨盆旋轉都是NG動作。無論哪個動作都要保持軸心垂直，並且於軀幹直立的狀態下進行。

●轉子前後搖動緩解法

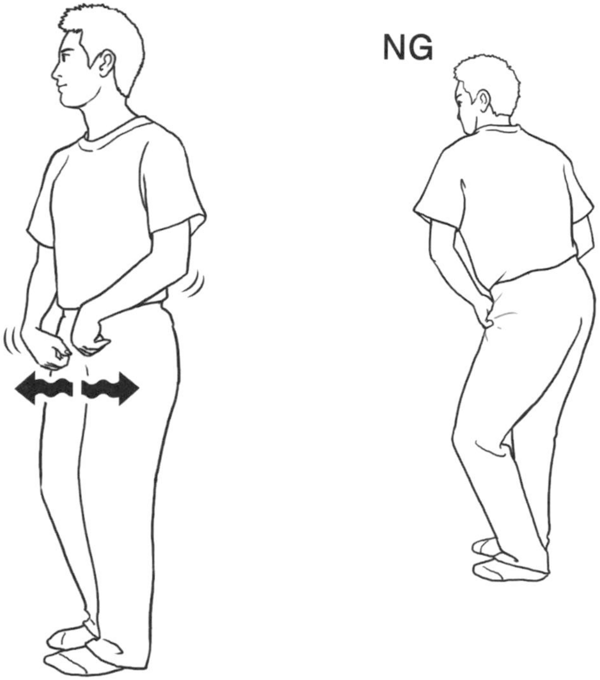

①採取NPS站姿，想像自己站在美麗銀色地心的上空六千公里處。感覺垂直的中心軸穿過自己的身體直上天際。
②使用中指突起手勢鬆解髖關節。
③使用中指突起手勢鬆解髖關節的同時，嘴裡喃喃自語「嘰哩呱啦、嘰哩呱啦」，透過細微搖動以緩解髖關節。
④細微搖動緩解髖關節的同時，像是前後錯開左右側髖關節般，以五至十秒的時間將右側髖關節向前滑動，將左側髖關節向後滑動。注意不可以轉動身體。
⑤滑動至將近可動範圍的極限之前，亦即可動範圍的九成距離時，維持這個姿勢三至四秒，並在這個狀態下繼續細微搖動髖關節。
⑥持續細微搖動髖關節，並以五至十秒的時間慢慢將髖關節回正。
⑦接下來換成左側髖關節向前滑動，右側髖關節向後滑動。
⑧滑動至將近可動範圍的極限之前，亦即可動範圍的九成距離時，維持這個姿勢繼續細微搖動髖關節三至四秒，然後同樣以五至十秒的時間慢慢將髖關節回正。
⑨「右向前，左向後」、「左向前，右向後」，以同樣的時間反覆交替進行數回合。
⑩注意左右側髖關節的高度要一致。另一方面，如同下頁介紹的轉子旋轉搖動緩解法中以軀幹為軸進行旋轉，或者髖關節向前滑動的同側膝蓋彎曲都是NG動作。無論哪個動作都要保持軸心垂直，並且於軀幹直立的狀態下進行。

●轉子旋轉搖動緩解法

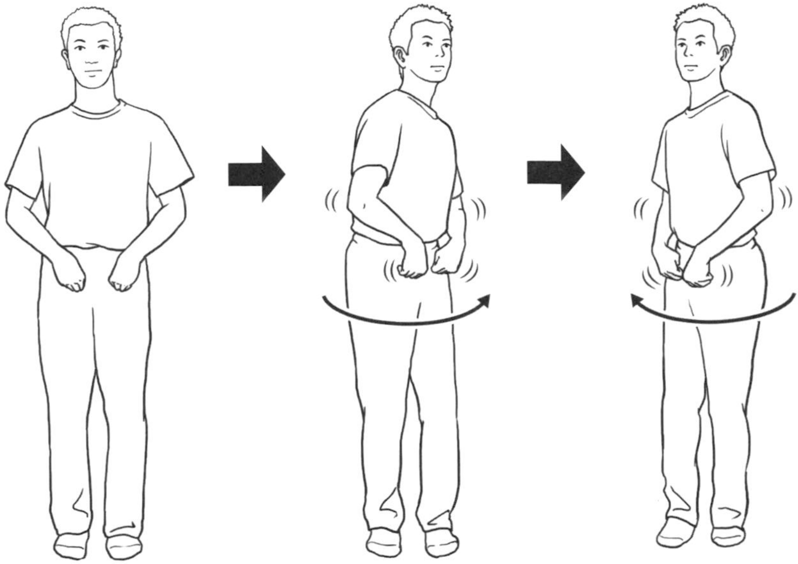

NG

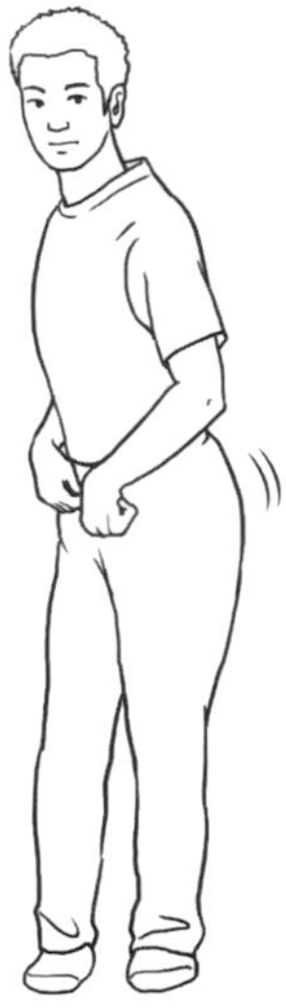

①採取NPS站姿，想像自己站在美麗銀色地心的上空六千公里處。感覺垂直的中心軸穿過自己的身體直上天際。在維持軸心垂直的狀態下進行轉子旋轉搖動緩解法。
②擺出中指突出，其餘四指輔助中指的中指突起手勢，並用中指按壓緩解髖關節。
③使用中指突起手勢鬆解髖關節的同時，嘴裡喃喃自語「嘰哩呱啦、嘰哩呱啦」，透過細微搖動以緩解髖關節。
④細微搖動緩解髖關節的同時，以穿過脊椎骨前方的軸線為中心，用五至十秒的時間將軀幹轉向左側。
⑤繼續細微搖動緩解髖關節，以五至十秒的時間慢慢將軀幹轉回正面。
⑥這次換成以五至十秒的時間將軀幹轉向右側。轉動期間繼續保持細微搖動緩解髖關節的動作。
⑦持續細微搖動髖關節，並以五至十秒的時間慢慢將軀幹轉回正面。
⑧以同樣時間、同樣動作，左右反覆交替進行數回合。
⑨髖關節本身不動，只靠手指和手掌推動，或者沒有保持軸線垂直而導致胸部、臀部突出都是NG動作，請特別注意。

●轉子水平橫向搖動緩解法

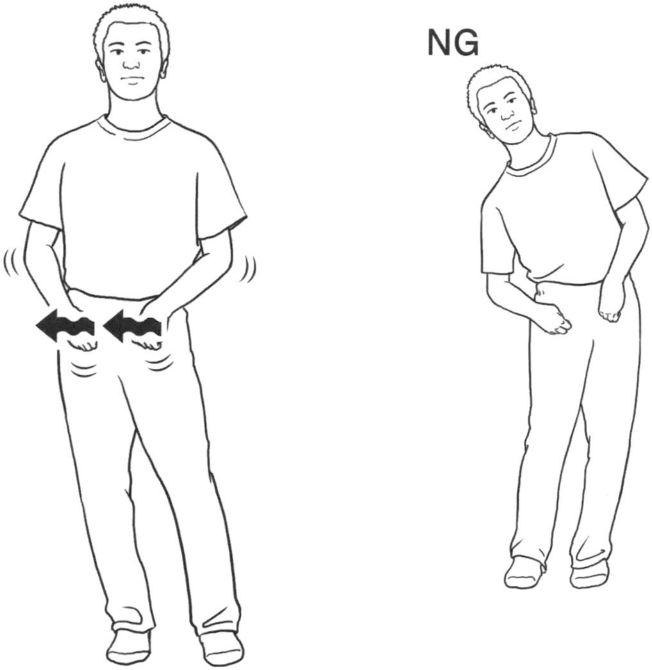

①想像自己站在美麗銀色地心的上空六千公里處，張開雙腳與腰同寬（雙腳間的距離比轉子旋轉搖動緩解法大一些，約莫腰部的寬度）。感覺垂直的中心軸穿過自己的身體直上天際。

②使用中指突起手勢鬆解髖關節。

③使用中指突起手勢鬆解髖關節的同時，嘴裡喃喃自語「嘰哩呱啦、嘰哩呱啦」，透過細微搖動以緩解髖關節。

④細微搖動緩解髖關節的同時，以五至十秒的時間將軀幹水平移動至左側。注意左右側髖關節要維持在同樣高度，並於軸心垂直的狀態下進行轉子水平橫向搖動緩解法。

⑤向左側移動至極限的七成之前，維持這個姿勢並於軀幹直立狀態下繼續細微搖動緩解髖關節。※請勿在幾乎達極限的狀態下操作這些動作。

⑥繼續細微搖動緩解髖關節，並以五至十秒的時間慢慢將軀幹移回至中間位置。

⑦換成右側，重複同樣的步驟。

⑧以同樣的時間、同樣的動作，左右反覆交替進行數回合。

⑨這個方法的重點在於維持左右側髖關節在同樣水平高度上。特別留意不能有髖關節一邊高一邊低的情況，以及水平移動時，軸線必須維持垂直，不可歪斜。

第4章

「轉骼連動」打造最強帝國

——靈活的轉子讓骼骨成為最強軍事力量

何謂「轉骼連動」

髖關節、轉子、骼骨之間的密切關係

進展到這個章節，大家是不是覺得愈來愈有趣了呢？覺得什麼有趣呢？

首先，相信大家已經充分了解軀幹下端有髖關節，而左右側髖關節又多麼重要了。髖關節的上方外側有骼骨，而軀幹上半部有肩胛骨和肩關節。我在上一部著作《肩胛骨》中詳細說明過肩胛骨的重要性，我也提過「開發肩胛骨的同時，骼骨的開發也會隨之快速進展」、「使用肩胛骨會連帶使用骼骨」這兩者之間的密切關連性。

另外，我曾在『棒球頻道（BaseBall Channel）』中提過「胛骼連動」（※請搜尋「為什麼大谷翔平擁有如此傑出的跑步能力」）。我以大谷翔平為例，介紹大谷是個肩胛骨開發得相當有進展的選手。大谷擁有異於常人的出色肩胛骨，但他的骼骨開發程度卻排不上前段班。幸好大谷擁有高度開發的肩胛骨，才能連帶對骼骨產生良好影響，讓骼骨受惠良多。

這種情況之所以可行，是因為在我們人類還是四足類動物的時代裡，肩胛骨和髂骨是「相似器官」，雖然是完全不同的器官，卻基於十分相近的功用而得以共同開發。因此我們人類的基因中存在肩胛骨和髂骨同調運作，並且同步發育的歷史。

大谷便是利用這一點，透過開發肩胛骨以同時帶動髂骨。以大谷來說，當他的身體開始動作時，肩胛骨會藉由連動關係帶動髂骨一起運作，並讓髂骨變活躍。

基於這個原理，請大家思考一下肩關節和髖關節之間的相關性，畢竟這是一本以髖關節為主題的書。髖關節和髂骨有著不可分割的關係，而且兩者之間的關係非常重要。基本上，髖關節和髂骨連動應該會形成「轉髂連動」關係。

「轉髂連動」的「轉」是指「轉子」。

「轉子」是放鬆髖關節周圍的僵硬肌肉，使髖關節處於組織分化狀態的「靈活髖關節」專業術語，亦即位於軀幹下端、雙腳上端的髖關節中心點。「轉子」和髂骨產生連動關係，稱為「轉髂連動」。「轉髂連動」是一種包含周圍骨骼和肌肉在內的高效能運動。

從解剖學的角度來看，嵌住髖關節股骨頭的髖臼和髂骨直接連結在一起，所以髖關節和髂骨彼此相連。正因為相連，髖關節理當會與髂骨產生連動關係。大家務必留意髖關節是否克服三大遲鈍，並進一步鍛鍊至「轉子」部位。「轉髂連動」的概念即髖關節的正確中心點和髂骨共同帶動周圍的骨骼、肌肉一起運作。

另一方面，肩關節和肩胛骨同樣相連在一起，肩關節的中心點和肩胛骨產生的連動則稱為「肩胛連動」。

「肩胛連動」和「轉骼連動」的共通點是主要都為橫向至斜向的連動關係。肩關節和肩胛骨在同樣高度連動，髖關節和骼骨在同樣高度連動。

除了橫／斜方向的連動外，其實還有縱向連動。如前所述，科學已驗證肩胛骨和骼骨有連動關係，亦即「胛骼連動」，也就是依循過去的「胛骼同調性」機制而產生連動關係。

同時開發髖關節和肩關節

介紹至此，相信大家應該很在意肩關節和髖關節之間的關係吧。

肩關節和髖關節之間究竟有什麼關係呢？

除了肩胛骨和骼骨是「相似器官」外，肩關節和髖關節原本也是「相似器官」，因此肩關節和髖關節理當也具有同調性。

正因為肩關節和髖關節具有同調性，開發肩關節的同時有助於髖關節變靈活；而開發髖關節的同時也有助於肩關節變靈活。肩關節中心與髖關節中心的連鎖運動，稱為「肩轉連動」。

「我已經學了開發髖關節的方法，只要再追加開發肩關節的訓練，髖關節就會變得更加靈活吧？」我想一定有人這麼認為。沒錯，正是如此。

左右側肩關節、肩胛骨、骼骨、髖關節合計八個模式（※請參照下頁插圖）。

除了各自於同樣高度具同調性外，肩關節與髖關節也能於對角交叉線上進行同步運動，而位於對角交叉線上的肩胛骨和骼骨也同樣具有同調性。

橫向的同調性很強，而交叉向同調性及縱向直線同調性也不遑多讓，同樣都強而有力。

連結同側肩關節與髖關節的直線、不同側的交叉線，加上連結同側肩胛骨與骼骨間的直線、不同側的交叉線，共計八條連結線。

換句話說，無論是數量或品質，肩部與髖部之間都有強勁的同調性與連動性。

結合前作《肩胛骨》和本著作《髖關節》這兩本書中的介紹，大家可以看到許多骨骼的傑出表現，但也由於書中介紹各種多樣化開發訓練方法，導致讀者可能萌生不知道該如何選擇訓練方法的困擾。

其實大家不用擔心，不需要急著全部操作一遍。

誠如我先前所述，這些骨骼之間具有同調性與連動性，無論從哪裡著手訓練，都會有成效。

只要訓練姿勢正確且確實做好每個小細節，無論從哪個部位著手，必能透過同調性引起連動

●轉髂連動、肩胛連動、胛髂連動、肩轉連動的連動性關係圖

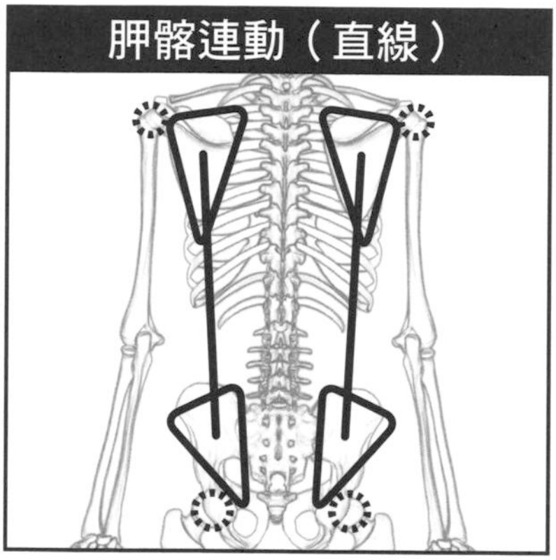

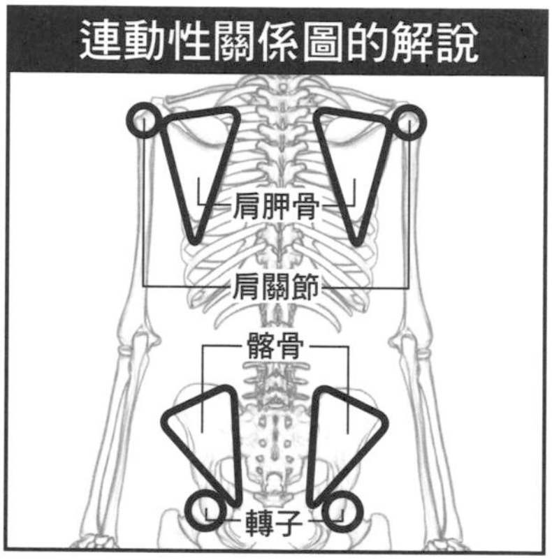

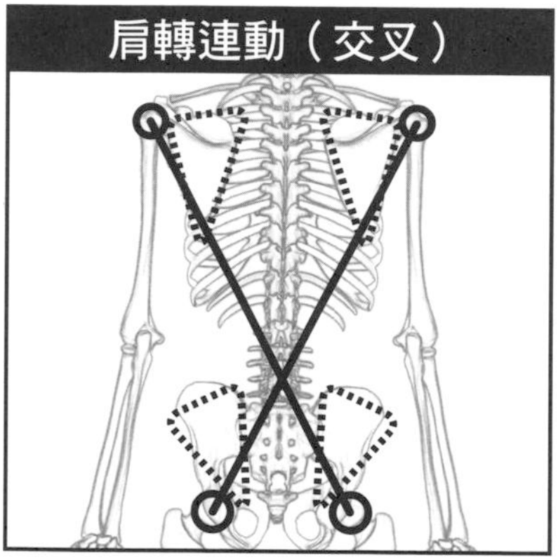

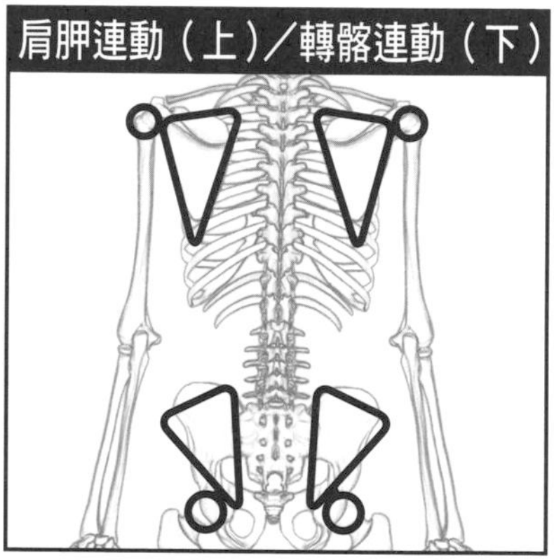

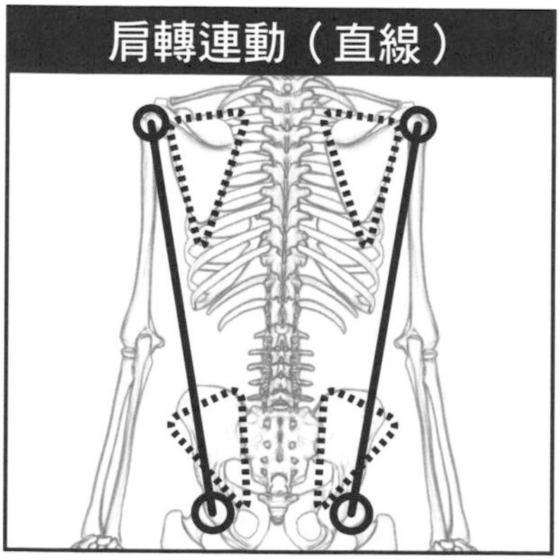

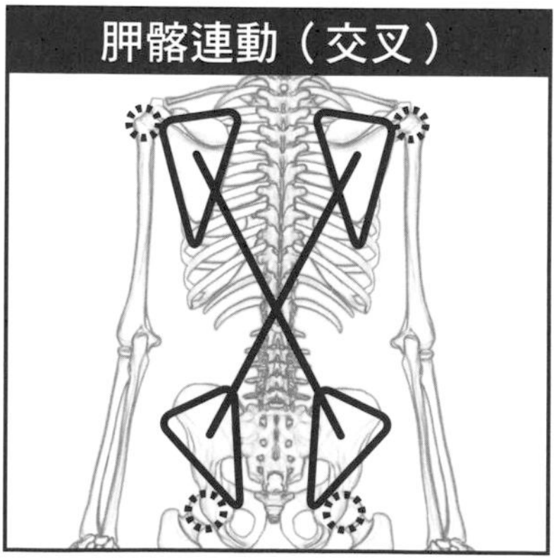

性，並進一步改善其他部位。

從右側肩關節中心至左右兩側髖關節中心

現在，讓我們實際操作肩關節開發訓練。

先用左手觸摸右側肩關節的末端，別忘記想像自己站在美麗銀色地心的上空六千公里處。用左手拇指和中指握住右側肩關節的末端，好比要測量肩關節厚度。肩膀厚度約四公分，試著用食指頂在肩膀中間點。這個部位是肩關節中心的「肩支撐點」。

接著將中指移至食指旁邊，將中指頂在肩關節邊緣並將食指按壓在中指上，讓中指貼於肩關節邊緣部位。

在這個姿勢下，嘴裡喃喃自語「這裡、這裡，拜託囉、拜託囉」的同時，強力摩擦肩關節，特別留意力道要控制在不造成肩關節疼痛的範圍內。這就是透過摩擦加以緩解的「摩擦緩解法」。左右方向的摩擦和前後方向的摩擦要確實區分開來。

這麼做有助於刺激肩關節和肩胛骨周圍的肌肉。接著做出擺動手臂的動作，應該會明顯感覺到延伸自肩胛骨的手臂能夠輕鬆擺動，而靈活程度也令人驚艷吧。

持續摩擦二分鐘左右，試著站起身「原地踏步」。

有什麼感覺嗎？

是不是覺得右臂和左臂的擺動輕快許多，而肩膀部位也有截然不同的輕鬆感呢？

除此之外，請大家也感受一下髖關節的差異。右側髖關節和左側髖關節，哪一邊比較有感覺呢？

若有交叉同調性／連動性，必然也會有直線同調性／連動性，所以覺得左右側髖關節都變靈活是極有可能的事。但基於交叉同調性／連動性的關係，多數人會覺得左側髖關節比較有明顯的變化，當然這還是因人而異。

接下來換成左側肩關節。使用右手拇指和中指測量肩膀厚度，然後將食指置於中央處。這裡是肩關節中心點，接著將中指移至肩關節外側邊緣，嘴裡喃喃自語「這裡、這裡，拜託囉、拜託囉」的同時，強力摩擦肩關節，同樣留意力道控制在不造成肩關節疼痛的範圍內，也同樣進行左右方向和前後方向的摩擦。

這些摩擦動作能幫助提高肩胛骨周圍肌肉的活躍度。而當肌肉充分放鬆時，大腦也更能清楚辨別骨骼和肌肉的不同。

操作數分鐘後，再試一下「原地踏步」。

相信大家應該能明顯感覺到「肩支撐點」和「轉子」。

不需要刻意拿著球棒或球，請大家作勢做出揮棒、接球、足球射門、桌球揮拍等自己擅長的基本動作，仔細感受一下「轉子」。

接著以中指突起手勢，將中指頂在「轉子」上，喃喃自語「嘰哩呱啦、嘰哩呱啦」的同時輕輕搖動轉子，讓「轉子」的存在更清晰且鮮明。

再次進行「原地踏步」，應該會覺得更靈活吧。

由此可知，肩關節開發法有助於形成「肩支撐點」，而透過肩支撐點，相信大家能深切感受到「肩關節原來這麼重要」。

除此之外，手臂動作變得更靈活、肩關節周圍的肌肉可動性也會提高，尤其旋轉肌袖（肩胛下肌、棘上肌、棘下肌、小圓肌）的活動力會變得非常好。

肌肉活動力提高的同時，「轉子」跟著活化。有些人覺得交叉效果比較強烈，有些人則認為直線效果較佳，感受性因人而異。其實無須在意交叉或直線的優劣，只要確實感受到效果就ＯＫ了，而且無關本人主觀感受，效果肯定會出現在左側或右側。

無論是只開發左側或右側肩關節，都會有一定程度的效果，但兩側皆進行開發，肯定能為左右兩側髖關節都帶來良好影響。透過「原地踏步」進行比較，相信能夠進一步深切感受左右側髖關節的靈活。

開發「肩支撐點」就是有這樣的好處。

基於這樣的緣故，我出版了上一部作品《肩胛骨》後，繼續著手撰寫髖關節開發法的這本書。

不過，說不定又有人認為：「搞什麼啊，高岡英夫明明說肩胛骨很重要，怎麼這次又改說髖關節很重要，到底哪個才是最重要的？」

人類的身體之所以能順暢運作，在於肩胛骨和髖關節具有良好的「同調性」、「連動」關係，因此「肩胛骨很重要」、「髖關節很重要」，這兩者之間並無矛盾。

希望讀者務必了解這一點。

而了解這一點之後，相信大家會因為覺得有意思而興致勃勃。

人類的身體非常精彩又出色，這全多虧人類有如此傑出的大腦和身體構造。

我誠心希望大家至少要知道，形成於四足類動物時代的系統對人類而言是巨大的財富，這也會是身為人類的自己在有生之年最大的喜悅與自信。

大家應該要了解這個事實和真理。

靈活的轉子讓髂骨成為最強軍事力量

透過鍛鍊肩胛骨和髖關節開發髂骨

接著在本章的最後，我們將為大家說明「靈活的轉子讓髂骨成為最強軍事力量」。

這句話是什麼意思呢？

能將髂骨打造成運動員最強武器＝軍事力量的關鍵是轉子（髖關節）。

另外追加《肩胛骨》書中介紹的「立起肩胛骨」訓練，便能活用形成於四足類動物時代的同調性，進一步開發髂骨。換句話說，透過鍛鍊肩胛骨和髖關節，可以加倍使髂骨變成最強軍事力量。

透過補強形式開發肩關節也會帶給髂骨良好影響。雖然同在軀幹上，但肩關節位於距離髂骨最遠的地方，卻也是髂骨的原動力。

肩關節的優點在於容易受到刺激，也能輕易給予刺激。如先前介紹的「肩支撐點開發法」，任何人都做得到，遊戲中、看電視中、和朋友聊天中都能同時操作。

活用這個特性並利用空檔時間刺激肩膀的話，不曉得會產生什麼樣的變化，但可以肯定的是，肩關節和髖關節會於不知不覺間變得愈來愈靈活。最理想的訓練方式就是讓「肩支撐點開發法」成為一種習慣。

一手玩手機時，另外一隻手反覆刺激肩關節、刺激轉子。隨時想像自己站在地心上空……當這一切全變成習慣，有朝一日肯定會成為最強運動員。

除此之外，看電視的時候，一隻手刺激肩關節，另外一隻手用指尖摩擦轉子（髖關節）。肩關節和轉子的組合可以是同側直線，也可以是不同側交叉線。若能讓左右側的肩關節和轉子交替進行約十分鐘的同側直線、不同側交叉線刺激，在肩關節和轉子之間的互相刺激下，效果將會超乎預期。

誠心希望本書的讀者能夠了解這一點，因此我一而再再而三地強調。

本書還有其他許多開發髖關節的方法，包含胛骼連動在內，這些都是強化髖關節的最佳方法。例如用手指按壓轉子的同時，以足踝為軸心轉動腳尖的方法（腳跟轉動站姿），這個方法必須使用骼骨周圍的肌肉、外展肌群、梨狀肌、孖肌、臀中肌等。而另一方面，透過內收肌在骼骨周圍發揮反作用力可以刺激髖關節，進一步達到開發髖關節的效果。

也就是說，這個訓練方式能刺激體育運動的力量根源，摩擦髖關節就能獲得將骼骨打造成最強武器的基礎力量。

假設刺激肩關節是開發身體電子控制系統的作業，實際優化軍事力量（即武器）的訓練，像是「腳跟轉動站姿」（使用髂骨周圍的肌肉）就是協助開發的最佳方法。從下一頁開始將為大家介紹筆者嚴選的訓練方法，請大家實際操作，體驗一下顯著成效。

由於「蜘蛛滑動式訓練」對身體的負荷較大，下半身有損傷者請勿進行這項訓練。另外也避免進行「左右滑動式」、「側邊拉鍊式」、「正面拉鍊式」、「J式深蹲轉子摩擦法」、「轉子四股踏步」等訓練，或者從低負荷的動作開始循序漸進，務必在安全範圍內謹慎進行。

滑動式訓練（肌力定位系列）

─側滑動式訓練／旋轉滑動式訓練

這是一種站立姿勢下的體操。透過側滑動式、旋轉滑動式訓練，可以鍛鍊出更近似實際體育運動中的動作。

側滑動式是最基本的訓練方式，對任何體育運動都很有效。雙腳向左右側大幅度張開的訓練，自然很適合橫向張開雙腳並出力的體育運動，但對於需要前後張開雙腳的跑步、僅需要稍微橫向張開雙腳的體育運動，效果也是出乎意料之外地好。

旋轉滑動式訓練則是側滑動式訓練的進階版，這種訓練方式與髖關節運作較為吃力的體育動作息息相關。適合活用於足球運動中需要深度旋轉軀幹的足背踢動作、棒球投球時用後側單腳站立的「髖關節縱軸肌力運動」、桌球運動中需要扭轉髖關節的反拍動作或迅速重心轉移以瞬間回擊的正拍動作。

無論哪一種訓練，進行轉子突擦法時，最重要的是想像自己站在美麗銀色地心的上空六千公里處，並且直立軀幹以維持軸心垂直於地面。

●側滑動式訓練　之一　雙腳轉子突擦法

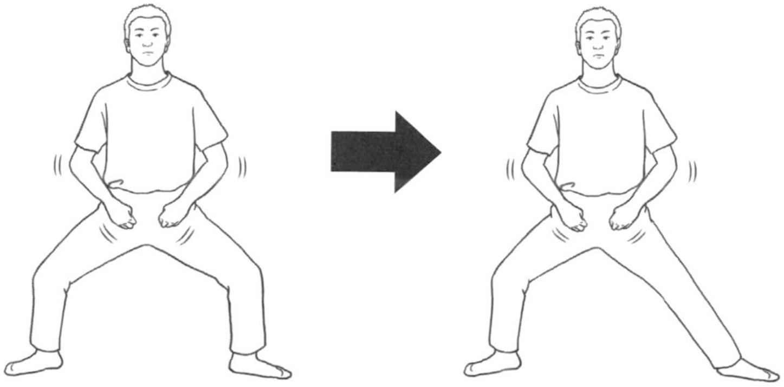

①軸心通過脊椎骨正前方，軀幹垂直於地面，擺出蹲馬步姿勢。蹲馬步時務必使小腿垂直於地面（髖關節周圍較柔軟的人，可以加深下蹲範圍）。
②雙腳的腳尖各自從正面朝外側張開六十至七十度。
③進行雙腳轉子突擦法的同時，以五至十秒的時間慢慢將軀幹往右邊水平移動。
④移動至右邊後停留數秒鐘，然後同樣以五至十秒的時間慢慢將軀幹移回至中間位置。保持左右側髖關節位於同樣高度，軸心也務必垂直於地面。以同樣的動作、同樣的時間，左右兩邊交替進行數次。
⑤這個訓練方法的重點是維持左右側髖關節位於同樣高度。務必多留意左右側髖關節不能一邊高一邊低。此外，水平移動時軸心傾斜也是NG動作。

●側滑動式訓練　之二　雙腳肌肉摩擦法

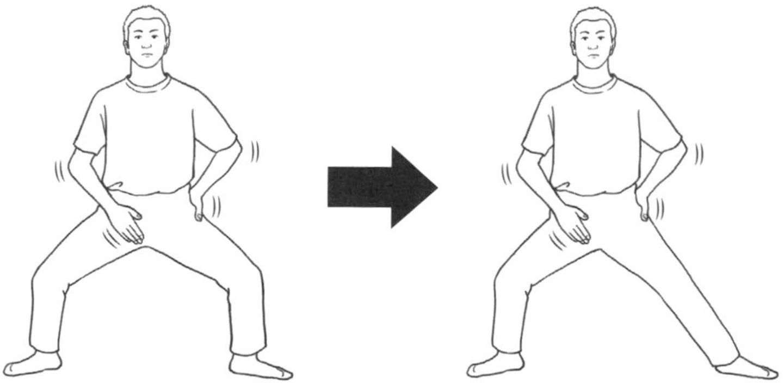

進行雙腳肌肉摩擦法的同時，重複和之一（雙腳轉子突擦法）相同的動作。

●側滑動式訓練　之三　單手肌肉摩擦法＋單手轉子突擦法

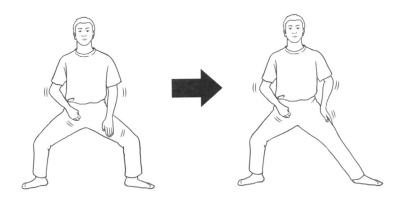

①右手進行轉子突擦法，左手進行肌肉摩擦法的同時，重複和之一（雙腳轉子突擦法）、之二（雙腳肌肉摩擦法）相同的動作。
②左右手的動作交換，重複和之一、之二相同的動作。

●旋轉滑動式訓練　之一　雙腳轉子突擦法／轉子縱軸摩擦法

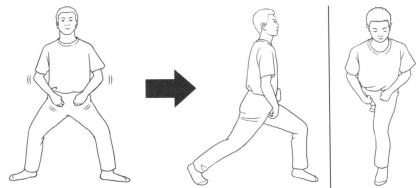

①軸心通過脊椎骨正前方，軀幹垂直於地面，擺出蹲馬步姿勢。蹲馬步時務必讓小腿垂直於地面（髖關節周圍較柔軟的人，也可以加深下蹲範圍）。雙腳張開幅度小於前面三種訓練方式。
②雙腳的腳尖各自從正面朝外側張開六十至七十度。
③進行雙腳轉子突擦法的同時，以左側轉子縱軸（上下垂直通過左側轉子的軸線）和右足食趾球（在運動科學上意指食趾根部的關節）為中心，以五至十秒的時間慢慢將軀幹向左旋轉一百一十至一百三十度（深度軸旋轉運動）。
④軀幹向左旋轉一百一十至一百三十度後停留數秒鐘，繼續加深轉子突擦法的動作，然後同樣以五至十秒的時間慢慢將軀幹轉向正面。保持左右側髖關節位於同樣高度，軸心也務必垂直於地面。以同樣的動作、同樣的時間，左右兩邊交替進行數次。

●旋轉滑動式訓練　之二　雙腳轉子突擦法／轉子橫軸摩擦法

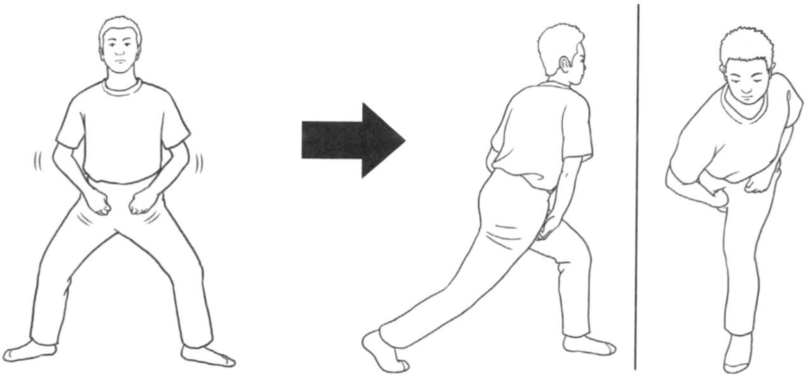

①如同前述雙腳轉子突擦法／轉子縱軸摩擦法的步驟，進行雙腳轉子突擦法的同時，以左側轉子縱軸和右足食趾球為中心，以五至十秒的時間慢慢將軀幹向左旋轉一百一十至一百三十度（深度軸旋轉運動）。保持左右側髖關節位於同樣高度，軸心也務必垂直於地面。

②軀幹向左旋轉一百一十至一百三十度後，再以左側轉子為中心，如同扭轉般將軀幹朝向左側一百一十至一百三十度方向的前方。接著用五至十秒的時間，以左側轉子橫軸（左右水平通過左側轉子的軸線）為中心，如同往前下方折疊般將軀幹向前傾斜。這時的軀幹不要像駝背般彎曲，而且頭必須抬起來看向正前方。左腳維持小腿垂直於地面的姿勢。

③保持這個姿勢不動，繼續加深轉子突擦法的動作，然後以五至十秒的時間將前傾的軀幹慢慢挺直，再以五至十秒的時間將軀幹轉回正面。以同樣的動作、同樣的時間，左右兩邊交替進行數次。

蜘蛛滑動式訓練（肌力伸展系列）

側蜘蛛滑動式訓練

這是一種蹲踞姿勢下的體操。以下為這系列體操的共同動作。

①採取NPS站姿，想像自己站在美麗銀色地心的上空六千公里處。感覺垂直的中心軸穿過自己的身體直上天際。

②慢慢張開雙腳往下蹲，擺出蹲踞姿勢。

③在蹲踞姿勢下，以四至五秒的節奏將腰和軀幹交替地向左向右移動。向左移動時，左腳屈曲、右腳伸直；向右移動時，右腳屈曲、左腳伸直。左右各一次為一回合，一回合約八至十秒的時間。

④以同樣的動作、同樣的時間，左右兩邊交替進行數回合。

⑤足跟未完全貼地也是可行的。

⑥評估自己的肌力，能夠毫不勉強地輕鬆做出這些動作時，再讓軀幹沿著中心軸直立。

●側蜘蛛滑動式訓練　之一　單手輔助＋單手肌肉摩擦法

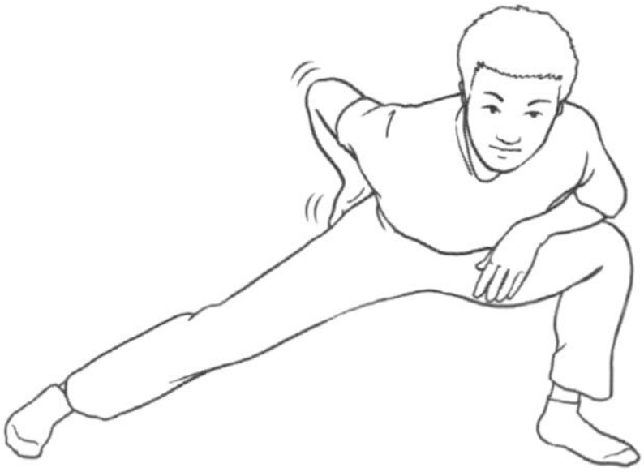

一隻手作為輔助手臂，另外一隻手進行肌肉摩擦法。輔助用手臂加速放鬆，有助於在轉子周圍形成縫隙。

向左移動時，將左手臂置於左側大腿上；向右移動時，則將右手臂置於右側大腿上，用以支撐自己的體重。

這項訓練的目的是開發髖關節，肌力差的人面對這種高負荷訓練時，往往容易用力過度，但過度用力反而會降低訓練效果，因此透過輔助手臂的支撐有助於放鬆髖關節。

能夠輕鬆且順利做出這些動作時，讓軀幹沿著中心軸慢慢直立並省略輔助手臂的協助。

●側蜘蛛滑動式訓練　之二　單手輔助＋單手轉子突擦法

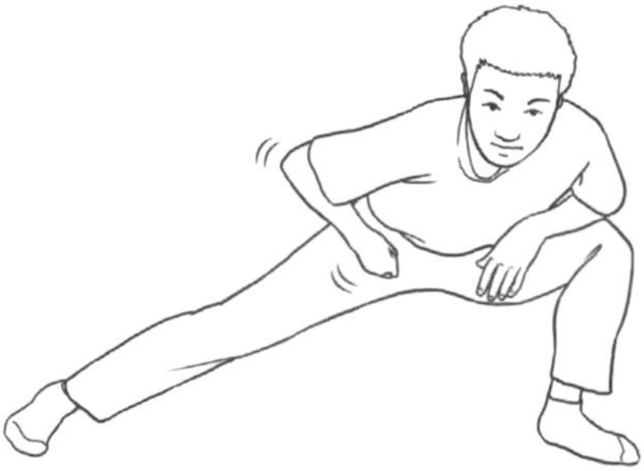

一隻手作為輔助手臂，另外一隻手進行肌肉摩擦法。輔助用手臂加速放鬆，有助於提高轉子的靈活度。

輔助手臂的使用方法同之一（單手輔助＋單手肌肉摩擦法）。

能夠輕鬆且順利做出這些動作時，讓軀幹沿著中心軸慢慢直立並省略輔助手臂的協助。

側拉鍊式訓練（跳步節奏系列）

——二段式

這是一種站立姿勢下的體操。以下為這系列體操的共同動作。

①採取ＮＰＳ站姿，想像自己站在美麗銀色地心的上空六千公里處。感覺垂直的中心軸穿過自己的身體直上天際。

②在地上畫二條線（※二條線的距離約身高的百分之六十，多人一起進行訓練時，則約為平均身高的百分之六十），以這二條為基準，依左↓右↓左↓右的順序有節奏地跳步移動。

③側拉鍊式訓練分為「中間折返」和「使用外腳」兩種方法，最理想的情況是兩種方式都訓練到熟能生巧。但建議先學會基本的中間折返後，再進階至使用外腳。

④這個動作類似反覆橫跳，但卻是兩種完全不同的運動，可用來作為平時鍛鍊自己的方法。想像自己站在地心上，如同在地上滑行般左右移動。

⑤最重要的是像單擺一樣讓軸心左右交替，而且姿勢傾斜時，軀幹不能隨之傾倒。

●側拉錬式訓練・二段式　之一　中間折返＋雙腳轉子突擦法

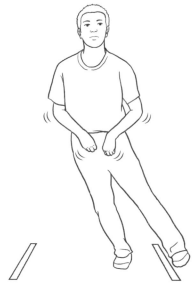

用中指突起手勢摩擦雙腳轉子的同時進行中間折返訓練。轉子變靈活，中間折返動作也會變得更滑順。

像是用自己的中心軸移動轉子的感覺，訣竅在於不要過度移動重心，動作要輕柔。另外也不可以讓重心過度下降。這項訓練和其他訓練方法一樣，都要特別意識上一頁的第①個步驟。

●側拉錬式訓練・二段式　之二　使用外腳＋雙腳肌肉摩擦法

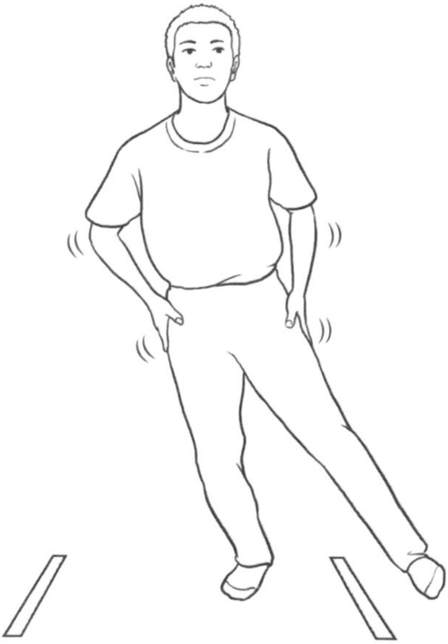

摩擦雙腳肌肉的同時進行使用外腳訓練。外腳容易不自覺施力，刻意使用外腳反而有助於放鬆，並讓動作變得更順暢。

這個訓練方法的訣竅在於加快著地離地速度。著地是指自足部接觸地面至體重完全施加於地面上的期間，而離地則是指體重完全離開地面的期間。快速著地離地是體育運動的最基本能力。

●側拉鍊式訓練・二段式　之三　使用外腳＋雙腳轉子突擦法

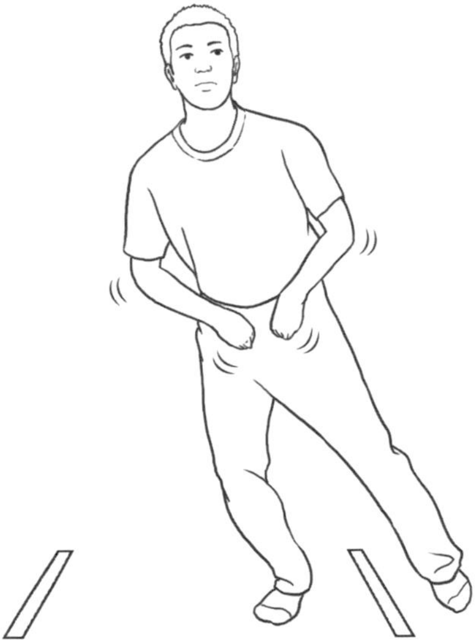

用中指突起手勢摩擦雙腳轉子的同時進行使用外腳訓練法。幫助放鬆並讓轉子更靈活，進一步促使動作變得更加順暢。

正面拉鍊式訓練（跳步節奏系列）

——二段式

這是一種站立姿勢下的體操。

①採取NPS站姿，想像自己站在美麗銀色地心的上空六千公里處。感覺垂直的中心軸穿過自己的身體直上天際。

②如同側拉鍊式訓練，先在地面上畫二條線，但這次改為一條線在身體正前方，一條線在身體正後方。以二條線為基準，依前↓後↓前↓後的順序有節奏地跳步移動。前後跳動比左右跳動困難，切記千萬不要急，確實做好每個動作。

③移動時盡可能將身體往正前方移動，亦即將腳置於身體正前方。

④和側拉鍊式訓練一樣，分為中間折返和使用外腳兩種方式。

●正面拉鍊式訓練・二段式

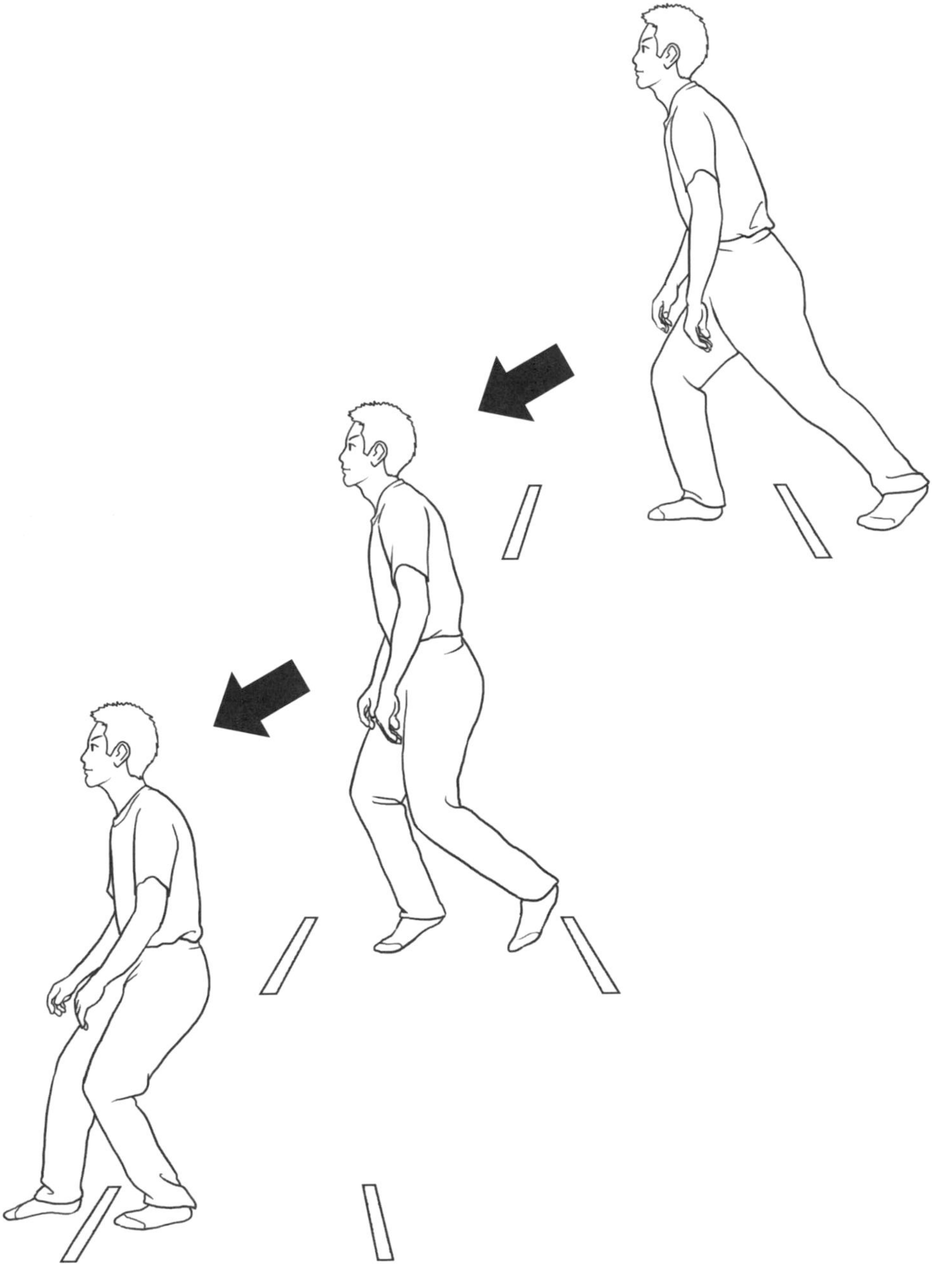

靈活傳統派肌力定位系列

1. J定位（蹲馬步）

這是一種站立姿勢下的體操。「想像自己站在美麗銀色地心的上空六千公里處。感覺垂直的中心軸穿過自己的身體直上天際」是接下來為大家介紹的所有體操的共同要件。

無論哪一種訓練方法，最重要的是必須保持中心軸挺立垂直。

這個J定位和書中其他所有方法一樣，重點在於保持中心軸直立、放鬆髖關節一帶，讓大腦明確區分髖關節及其周圍組織的不同，以使髖關節中心能帶動周圍所有組織。

●標準的蹲馬步示意圖

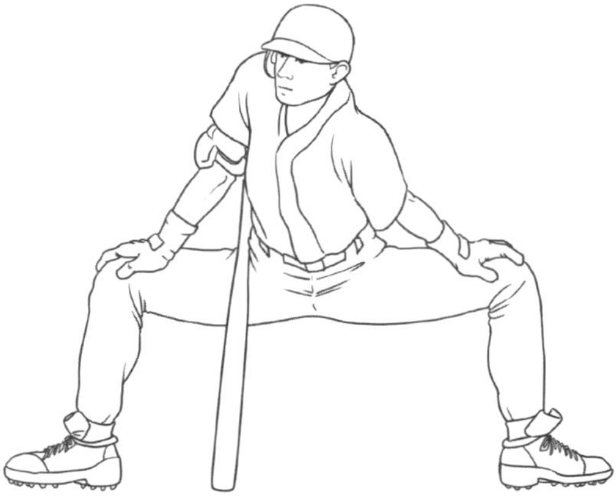

相撲傳統教學中能同時開發髖關節與肩胛骨的訓練方法。

●J定位　之一　雙腳肌肉摩擦法

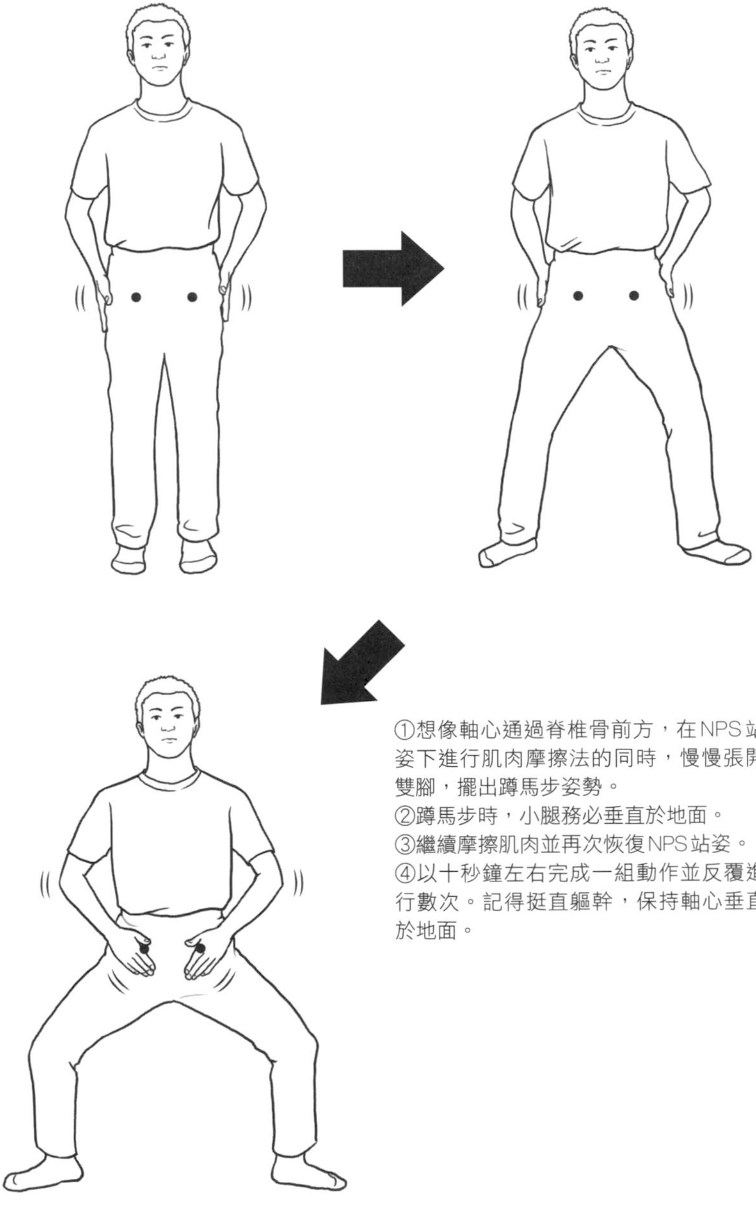

①想像軸心通過脊椎骨前方，在NPS站姿下進行肌肉摩擦法的同時，慢慢張開雙腳，擺出蹲馬步姿勢。
②蹲馬步時，小腿務必垂直於地面。
③繼續摩擦肌肉並再次恢復NPS站姿。
④以十秒鐘左右完成一組動作並反覆進行數次。記得挺直軀幹，保持軸心垂直於地面。

●J定位　之二　雙腳轉子突擦法

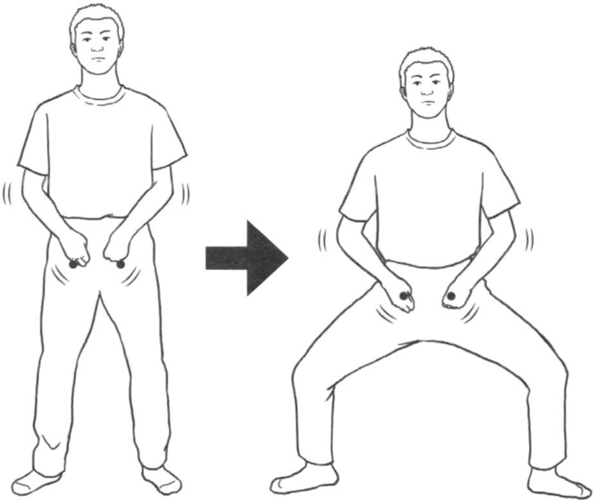

進行雙腳轉子突擦法的同時，反覆操作和之一（雙腳肌肉摩擦法）相同的動作。

●J定位　之三　單手肌肉摩擦法＋單手轉子突擦法

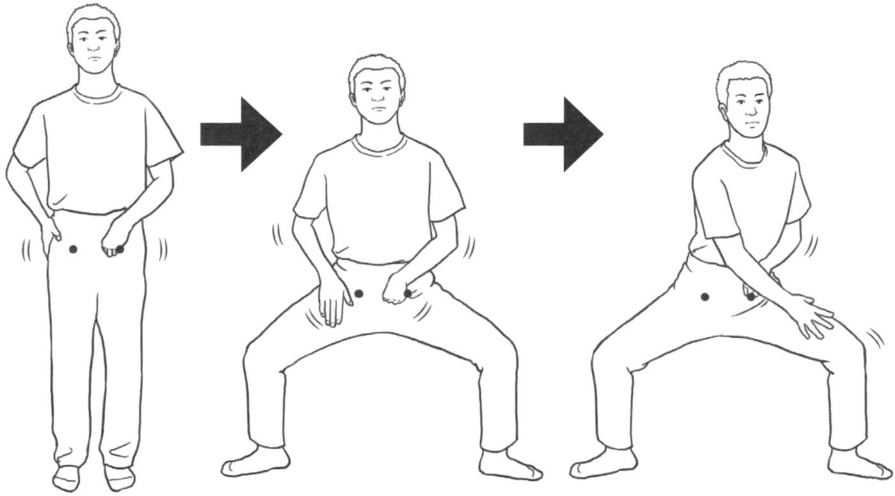

①用右手進行肌肉摩擦法，用左手進行轉子突擦法的同時，反覆操作和之一（雙腳肌肉摩擦法）、之二（雙腳轉子突擦法）相同的動作。
②進行肌肉摩擦法時，除了同側腳的肌肉外，還要摩擦對側腳的肌肉。
③左右手交換，各自進行肌肉摩擦法和轉子突擦法。

2. J式深蹲轉子摩擦法

這是一種站立姿勢下的體操。

正確操作J式深蹲轉子摩擦法，轉子會有驚為天人的開發成效，而靈活俐落的程度也會令人大感震驚，因此務必謹慎做好每一個步驟。心急又做得不正確，即便有利於增加肌力，卻反而容易導致轉子變遲鈍，這一點務必特別當心。

除此之外，「想像自己站在美麗銀色地心的上空六千公里處。感覺垂直的中心軸穿過自己的身體直上天際」同樣是接下來為大家介紹的所有體操的共同要件。

無論哪一種訓練方法，最重要的仍舊是必須保持中心軸挺立垂直。

●J式深蹲轉子摩擦法　之一　雙腳肌肉摩擦法

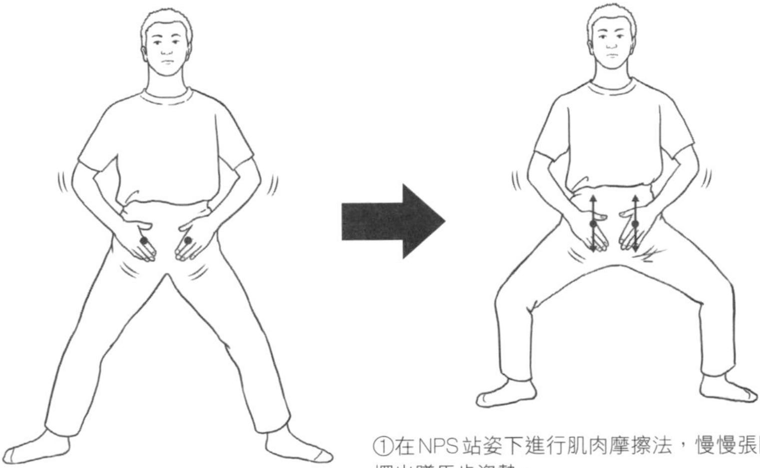

①在NPS站姿下進行肌肉摩擦法，慢慢張開雙腳並擺出蹲馬步姿勢。

②在軸心垂直通過軀幹的蹲馬步姿勢下，進行肌肉摩擦法的同時，讓兩側轉子上下位移一公分。每次增加一公分的位移行程，以十次達十公分的進展完成深蹲動作。

③接著再將十公分的距離以一次一公分的往返行程逐漸減少，直到第十次減少至剩下一公分為止。

●J式深蹲轉子摩擦法　之二　雙腳轉子突擦法

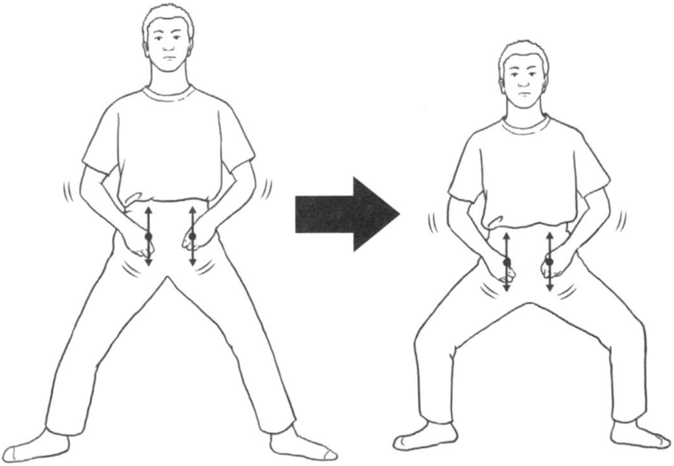

軸心垂直通過軀幹，進行雙腳轉子突擦法的同時，重複和之一（雙腳肌肉摩擦法）相同的動作。

●J式深蹲轉子摩擦法　之三　雙腳轉子突擦法

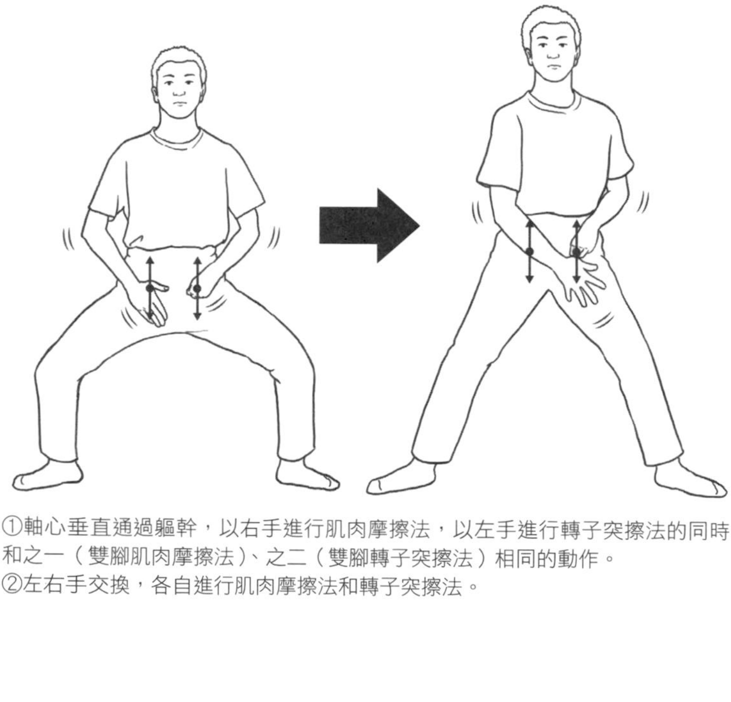

①軸心垂直通過軀幹，以右手進行肌肉摩擦法，以左手進行轉子突擦法的同時，重複操作和之一（雙腳肌肉摩擦法）、之二（雙腳轉子突擦法）相同的動作。
②左右手交換，各自進行肌肉摩擦法和轉子突擦法。

靈活傳統派肌力定位系列

3. 轉子四股踏步

這是一種站立姿勢下的體操。

正確操作轉子四股踏步訓練，不僅對相撲運動很有幫助，對棒球、網球、籃球、足球、摔角等多種體育運動也極有貢獻。但心急又做得不正確，只會造成平衡能力變差、下半身變遲鈍而派不上用場，這一點務必特別留意。

另一方面，「想像自己站在美麗銀色地心的上空六千公里處感覺。垂直的中心軸穿過自己的身體直上天際」也是這系列所有體操的共同要件。無論進行哪一項體操，最重要的是想像自己站在美麗銀色地心的上空六千公里處，身心都要放輕鬆。軀幹傾斜時，中心軸和軀幹交叉並穿過身體。確實感覺自己站立在美麗銀色地心的上空六千公里處，以單側軸心腳屹立不動。

●轉子四股踏步　之一　手臂輔助法

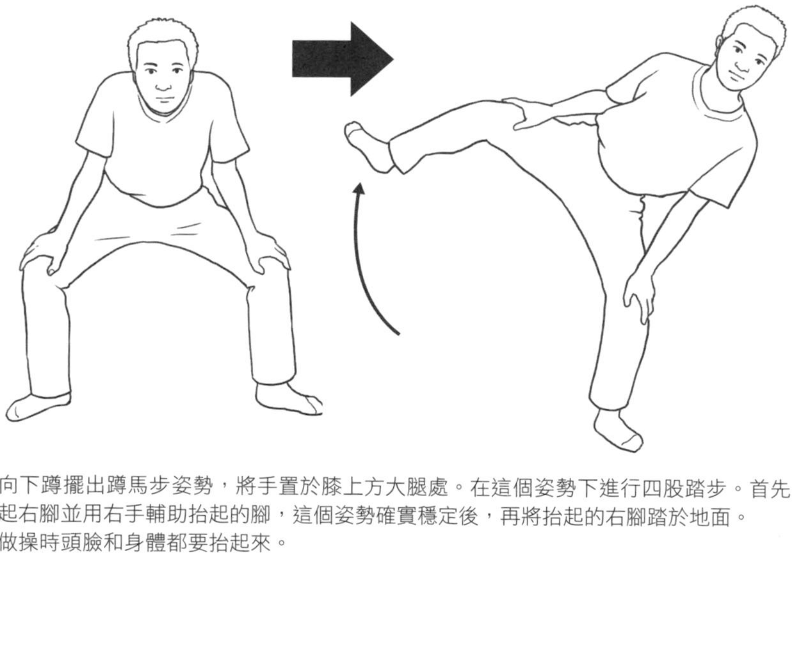

①向下蹲擺出蹲馬步姿勢，將手置於膝上方大腿處。在這個姿勢下進行四股踏步。首先，抬起右腳並用右手輔助抬起的腳，這個姿勢確實穩定後，再將抬起的右腳踏於地面。
②做操時頭臉和身體都要抬起來。

●轉子四股踏步　之二　雙腳肌肉摩擦法

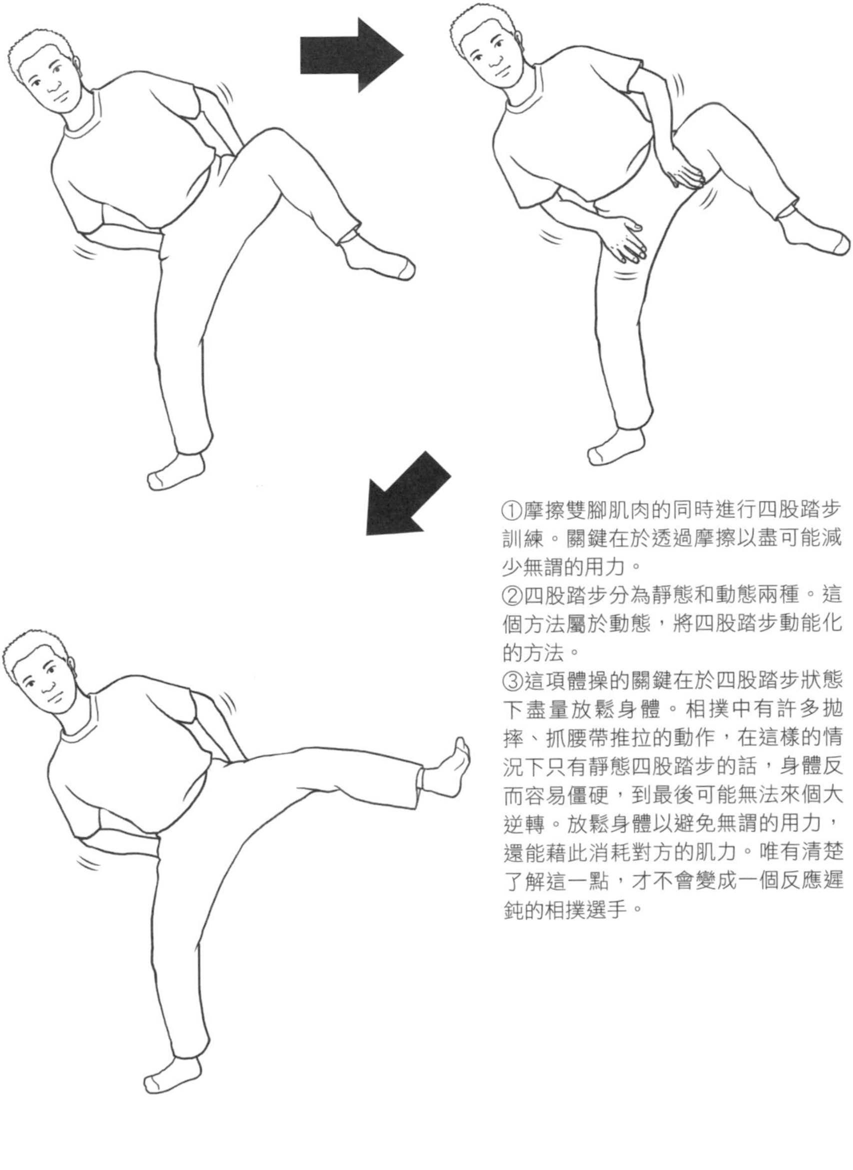

①摩擦雙腳肌肉的同時進行四股踏步訓練。關鍵在於透過摩擦以盡可能減少無謂的用力。
②四股踏步分為靜態和動態兩種。這個方法屬於動態，將四股踏步動能化的方法。
③這項體操的關鍵在於四股踏步狀態下盡量放鬆身體。相撲中有許多拋摔、抓腰帶推拉的動作，在這樣的情況下只有靜態四股踏步的話，身體反而容易僵硬，到最後可能無法來個大逆轉。放鬆身體以避免無謂的用力，還能藉此消耗對方的肌力。唯有清楚了解這一點，才不會變成一個反應遲鈍的相撲選手。

●轉子四股踏步　之三　雙腳轉子突擦法

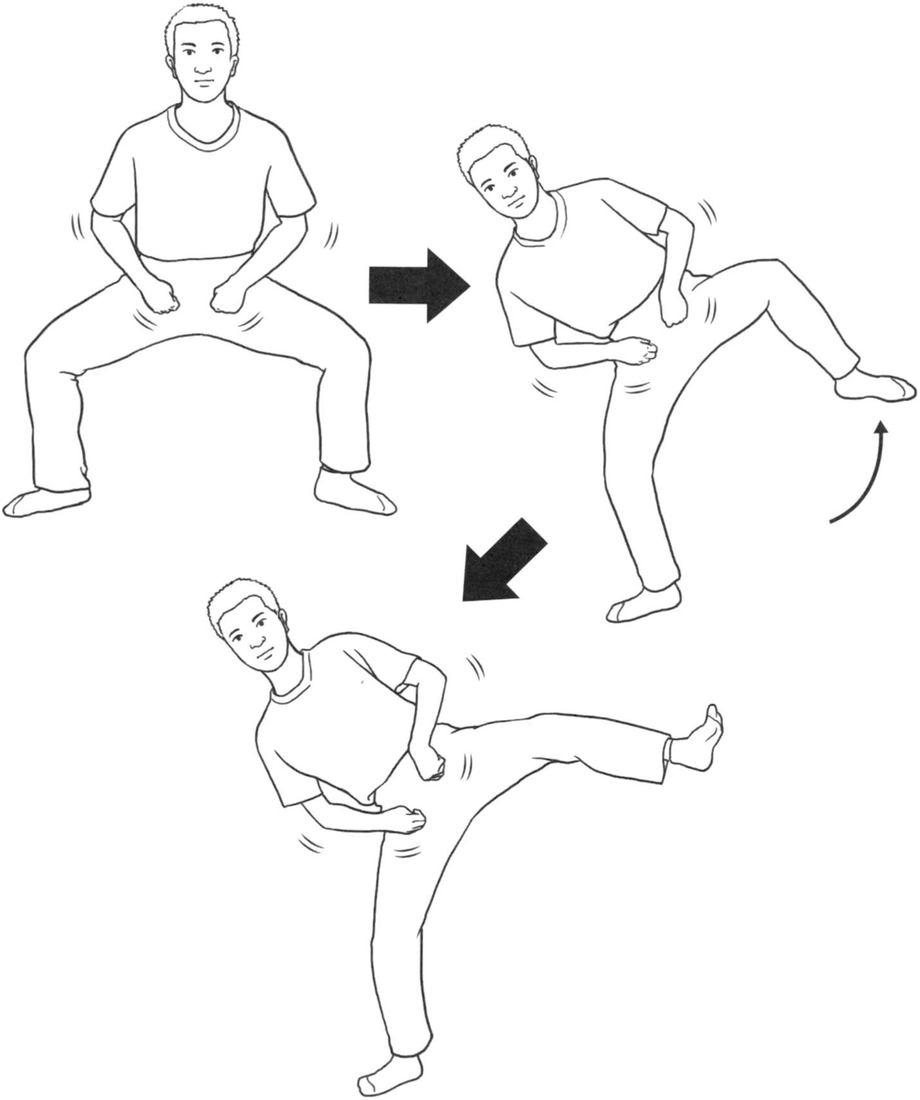

進行雙腳轉子突擦法的同時也進行四股踏步訓練。

●轉子四股踏步　之四　軸心腳突擦法＋肌肉摩擦法

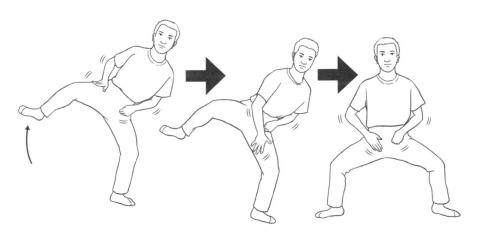

針對軸心腳髖關節，以同側手進行突擦法，以對側手進行肌肉摩擦法。

●轉子四股踏步　之五　抬腳突擦法＋肌肉摩擦法

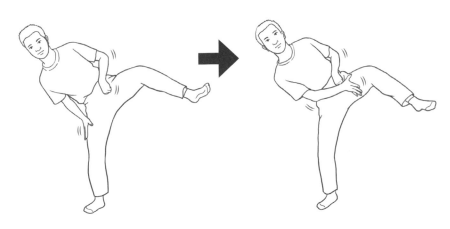

針對抬腳髖關節，以同側手進行突擦法，以對側手進行肌肉摩擦法。

結語

在大家心目中，日本體育史上髖關節開發度最高的選手或運動員是誰呢？棒球界是金田正一和鈴木一朗；足球界是伊涅斯塔，雖然他不是日本人；而相撲界是雙葉山。這裡要和大家聊一聊伊涅斯塔和鈴木一朗。本文裡已經介紹過金田正一，而雙葉山是戰前非常古早時代的力士，這裡將不再贅述。

首先是伊涅斯塔。在足球界中，伊涅斯塔以相當驚人的專注力備受眾人關注。因為他的體格纖細、肌肉量少，外觀根本不像強勁又健碩的運動員，但為什麼他能夠長年位居歐洲足球界的頂尖寶座，年過三十後半也不見衰退跡象，一直保持幹練俐落的身手呢？若將身體資源視為成本，將運動表現視為能力與成績，那他的性價比真的高到驚為天人。

日本也有不少與伊涅斯塔的體格、肌肉量相近的選手，但很可惜沒有半個人擁有和伊涅斯塔一樣的運動表現。事實上，伊涅斯塔能夠確實放鬆髖關節，讓大腦清楚區分髖關節及其周圍組織，也就是說，伊涅斯塔的大腦清楚知道髖關節中心的位置，知道如何使用髖關節周圍的肌肉和骨骼，以及如何支配髖關節周圍的組織，伊涅斯塔擁有非常清晰、精明的「髖關節腦」。

其實日本的足球選手非常努力，但可惜的是他們並不知道擁有龐大訊息量的「髖關節腦」的存在，他們不知道髖關節具有高度開發的可能性，不知道如何思考、訓練才能讓開發極大化。

接下來，讓我們聊聊鈴木一朗。鈴木一朗曾表示要打球打到五十歲，或許另有其他諸多事由，但單從他的髖關節情況來看，可能是身體方面出問題，也就是「髖關節腦」衰退，導致他計畫趕不上變化，於四十六歲時提早退休了。

鈴木一朗在職涯巔峰時期始終堅持於髖關節、周圍肌肉與骨骼之間的組織分化，是個執著於不斷開發髖關節的選手。大家應該還記得吧？鈴木一朗獨具特色的暖身運動蹲馬步，其實就是書中提到的「J定位」，然後搭配扭轉軀幹動作，但他並非單純旋轉身體，而是大腦和髖關節（肩胛骨同步進行）的組織分化緊密連結在一起。鈴木一朗透過在其他棒球選手不太關注的日本相撲傳統訓練法上加入更多細節，順利捕捉髖關節中心，並善加利用髖關節中心及其周圍所有組織之間的互動，而這也正是我在書中發表的，世界首次公開的「關節腦」，其中鈴木一朗特別針對我命名為「髖關節腦」的腦功能進行縝密的開發與培育。儘管鈴木一朗的體型在美國職業棒球大聯盟中就像個青少年般瘦小，但他卻擁有打破大聯盟單季最多安打紀錄等超強運動表現。除此之外，鈴木一朗既是日美通算安打紀錄、世界最多出場紀錄保持人，內野安打王、盜壘王，更擁有「雷射臂」的美名，在攻守方面都非常強大。

正如本書所說的髖關節六大重要性和三大

遲鈍性，髖關節是人類身體中最重要的關節，同時也是最遲鈍的關節。從最重要且最遲鈍這一點來思考，相信大家應該知道這代表髖關節是身體中最具開發潛力的部位。說得更清楚點，以現在運動界的平均訓練水準來看，髖關節還隱藏著無限的開發潛力。

誠心希望選手、教練、培訓員、醫師、隊醫、青年選手的父母、專研人類身體運動的研究員、訓練方式開發者閱讀這本書時，都能帶著輕鬆的心情並發揮想像力，而且實際身體力行。更期待所有讀者能從中了解人類的大腦和身體有多麼出色，而具有進一步開發潛力的體育運動文化又有多麼優秀。

我想將這些話語和這本書獻給以體育運動為志向的運動員，以及在背後支持這些運動員的所有人。

祝福熱愛運動與訓練的您旗開得勝。

高岡英夫

髖關節周圍的一般伸展運動

建議除了書中介紹的各種訓練方法，另外搭配下述的髖關節一般伸展運動。

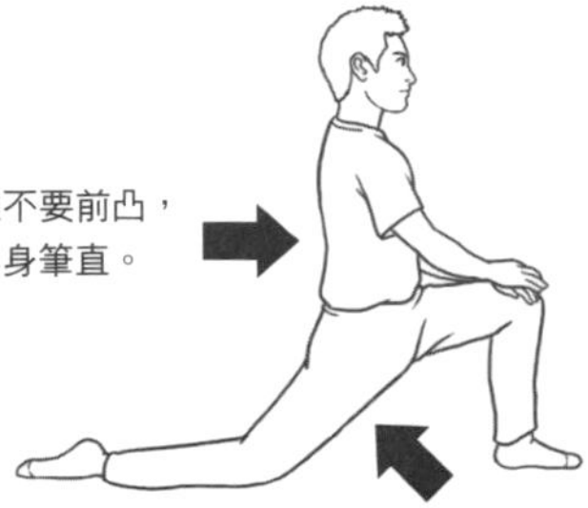

注意腰椎不要前凸，
保持上半身筆直。
不要過度伸長。

髖關節前方肌群的伸展運動

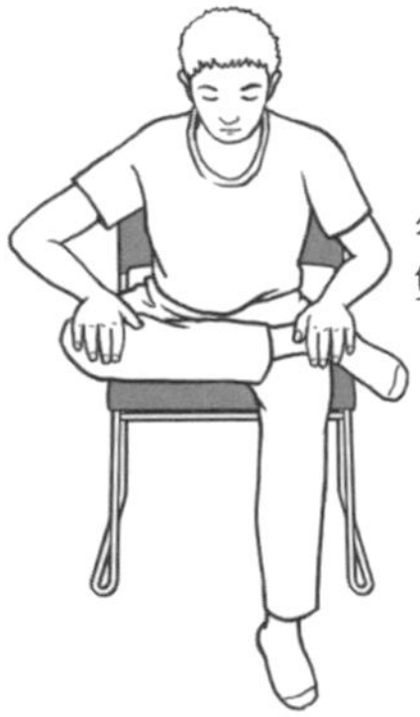

勿過度將體重施加於雙腳上。

臀大肌等的伸展運動

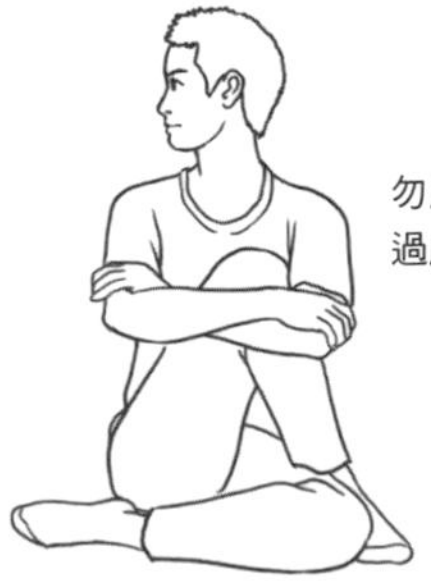
勿用雙臂將大腿過度拉近身體。
勿過度進行身體繞軸旋轉。

外展肌群的伸展運動

作者簡介

高岡英夫

運動科學家、高級能力學者、「舒緩體操」開發者。目前為運動科學綜合研究所所長，NPO法人日本舒緩協會理事長。東京大學畢業後，進入同校教育學研究所就讀。修讀研究所期間創設融合西方科學與東方哲學的「運動科學」，並致力於研究人類高級能力與身體意識。
在指導奧運選手、企業經營者及藝術家的同時，也開發許多「YURU PRACTICE」，包含不分年齡與性別，任何人都能提升身體／腦功能的「舒緩體操」、「身體意識開發法」、「綜合呼吸法」、「舒緩護體運動」等。而這些於運動綜合研究所主辦的各種講座、訓練課程中公開的各項體操受到一流運動選手、主婦、高齡者、甚至是討厭運動的人大力支持。另一方面，他積極投入地區事業，擔任地方公共團體健康促進計畫的運動療法負責人，於311大地震後的復興事業中，帶領舒緩體操團隊親臨災區教授舒緩體操課程。
著有《肩甲骨が立てば、パフォーマンスは上がる!》（KANZEN出版社）、《究極の身体》（講談社）、《日本人が世界一になるためのサッカーゆるトレーニング55》（KADOKAWA）、《脳と体の疲れを取って健康になる　決定版　ゆる体操》（PHP研究所）等超過100本以上的著作。

執筆協助　藤田竜太
構成　三谷 悠
封面・內文設計　二ノ宮 匡（ニクスインク）
封面插畫　中山けーしょー
內文插畫　中山けーしょー、株式会社 BACKBONEWORK
編集　滝川 昂　小室 聡（株式会社カンゼン）
編集協力　佐藤英美
取材・企劃協助　運動科学総合研究所
人像插畫　大久保貴弘

打造髖關節全角度活動力

出　　版／楓葉社文化事業有限公司
地　　址／新北市板橋區信義路163巷3號10樓
郵 政 劃 撥／19907596　楓書坊文化出版社
網　　址／www.maplebook.com.tw
電　　話／02-2957-6096
傳　　真／02-2957-6435
作　　者／高岡英夫
翻　　譯／龔亭芬
責 任 編 輯／王綺
內 文 排 版／謝政龍
校　　對／邱怡嘉
港 澳 經 銷／泛華發行代理有限公司
定　　價／420元
初 版 日 期／2020年10月

國家圖書館出版品預行編目資料

打造髖關節全角度活動力 / 高岡英夫作
; 龔亭芬翻譯. -- 初版. -- 新北市 : 楓葉
社文化, 2020.10　面；　公分

ISBN 978-986-370-231-3（平裝）

1. 骨盆 2.關節 3.健康法

416.617　109011198